Fußreflexzonenmassage

Fußreflexzonenmassage

**Von Ferdinand Soder-Feichtenschlager
und Maresi Weiglhofer**

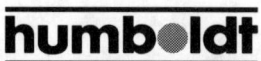

Gesundheit & Medizin

humboldt-Taschenbuch 711

Die Autoren:
Ferdinand Soder-Feichtenschlager, geb. 1929, Naturheilkundiger und Fuß-
reflexzonentherapeut, Mental- und Lebensberater besonders für Profisport-
ler. Er entwickelte das auf der Reflexzonentherapie beruhende, patentierte
GEHE-Hügelfußbett für Schuhe aller Art. Im Frühjahr 1995 wurde von ihm
der Verein „Club Happy Methusalem" begründet, der den Zweck verfolgt,
Mitgliedern, die bewußt lange leben wollen, bei der Verwirklichung dieses
Wunsches zu helfen. Der Autor lebt in der Nähe von Salzburg.

Maresi Weiglhofer, geb. 1958, Heilpraktikerin und Diplomassistentin für
physikalische Medizin. War als enge Mitarbeiterin von Herrn Soder-Feichtenschlager maßgeblich an der inhaltlichen Konzeption dieses Buches beteiligt. 1991 wurde von ihr Homunculus, das Institut für Physikalische Therapie und Alternativ-Forschung gegründet.

Hinweis:
Dieses Buch kann die übliche medizinische Behandlung nicht ersetzen. Ziehen Sie deshalb im Zweifelsfall zusätzlich immer Ihren Arzt hinzu, und verwenden Sie dieses Buch nicht zur Eigendiagnose.
Soweit in diesem Buch eine Dosierung, Applikation, Therapie- oder Übungs-
anleitung empfohlen wird, darf der Leser zwar darauf vertrauen, daß diese
Angaben dem aktuellen Stand von Wissenschaft und Forschung entsprechen.
Für dergleiche Angaben kann jedoch vom Verlag keine Gewähr übernommen werden.

Umschlaggestaltung: Wolf Brannasky, München
Umschlagfoto: Walter L. Küchler, München

© 1993, 1996 by Humboldt-Taschenbuchverlag Jacobi KG, München,
für die Taschenbuchausgabe
© 1991 by Moderne Verlagsgesellschaft, München, für die Originalausgabe
„Fußreflexzonenmassage. Körperbewußtsein entwickeln durch Be – greifen"
Druck: Presse-Druck Augsburg
Printed in Germany
ISBN 3-581-66711-8

3 * 96

Inhalt

Vorwort zur dritten Auflage

Wir freuen uns, daß wir viele Leser erreicht haben und unser Buch beliebt ist! Die Rückmeldungen (auch über die russische und die ungarische Ausgabe des Buches) bestätigen uns dies.

Insbesondere die neue Körperring-Einteilung wird als Orientierungs- und Arbeitshilfe hervorgehoben. Sie erleichtert die Arbeit, erhöht Wirksamkeit und Erfolg. Es geht auch bei der FRZM, so wie bei anderen Therapieformen, um den Erfolg. Und der ist zweifelsfrei erzielbar, so die erforderliche Ausbildung und die „Hinwendung zum Tun" in genügender Weise vorhanden sind. Das vorliegende Buch ist eine Anleitung zum Tun, eine Lernhilfe und ein Arbeitsbuch – sowohl für den Therapeuten als auch – oder gerade auch – für den verantwortungsbewußten Laien. Denn ohne das entsprechende Verständnis und ohne die nötigen Einblicke in die FRZM kann man erhoffte Erfolge nicht erzielen. Wer sich jedoch einmal in die Grifftechnik, in die Körperringe und den kontinuierlichen Ablauf des Grundprogramms eingelernt hat, wird sich selbst, seinen Partner, die Verwandten oder wen auch immer gut betreuen.

Die FRZM wird mit ihrer Wirkungsweise (noch immer) zwischen der klassischen Massage und der Akupressur eingereiht. Die Grundursache jedoch, warum sich einzelne „Zonen" oder größere Gebiete an den Füßen druckempfindlich zeigen, ist noch nicht voll erforscht. Aber es gibt viele Annahmen. Unserer Erkenntnis nach hat unser Körper in einer langen Evolution gelernt, die über Gehirn und Nervensystem aufgenommen täglichen „Lebenskonflikte" so rasch wie möglich an verschiedene Stellen der Körperoberfläche, besonders an die Fußsohlen, zu bringen, um sie von dort durch fortwährenden Kontakt mit der Umwelt in reflektorischer Weise wieder abzubauen und zu bewältigen.

Da wir mit unserer „zivilisierten" Lebensweise den zu diesem Zweck so nötigen Umweltkontakt weitgehend vermeiden, berauben wir unseren Körper seiner Fähigkeit, für Seele und Geist tätig zu sein und für sie solche Konflikte aufzulösen. Sie verbleiben weiter im Gesamtwesen und werden zunehmend somatisiert: Leiden nehmen Anfang und Lauf!

Derartige Anfänge aufzuheben, die Entwicklung weiterer Beschwerden zu stoppen, Auswirkungen zu mildern, dem Körper – wenn auch nachgeahmten – Umweltkontakt zu geben, dies alles ist mit der Fußreflexzonentherapie gut möglich. Beginnen Sie noch heute!

Ferdinand Soder-Feichtenschlager,
im Februar 1996

Einleitung

Geschätzter Leser!

Dieses Buch ist eine Gebrauchsanweisung. Es erklärt Zusammenhänge anschaulich und zeigt, wie Sie Ihre Hände und Füße als „Werkzeug" gebrauchen können. Als Mittel zur Gesundheits- und Schönheitspflege, als Erste Hilfe bei Unpäßlichkeiten, gegebenenfalls auch zur Unterstützung der Heilbemühungen von Arzt oder Heilpraktiker.

Wesen und Wirkung der FRZM werden aus ganzheitlicher Sicht dargestellt, die praktische Nutzbarkeit im Alltag wird in Text und Bild vermittelt.

„Erlernen durch Tun, Begreifen durch Bewußtwerden"

ist das Motto dieses Buches, wobei dieses im direkten Sinn des Wortes gemeint ist. „Begreifen" Sie Ihre Füße, die Ihres Partners, Kindes, Freundes. „Begreifen" Sie, welche großen Möglichkeiten der Pflege und positiven Einflußnahme Sie besitzen. „Begreifen" Sie weiter die Zusammenhänge vom Werden und Vergehen von Krankheiten. Dieses Bewußtsein wird Sie auf Ihrem Lebensweg führen.

Der selbstverantwortliche, interessierte Laie wird ebenso von diesem Buch profitieren wie medizinisch und/oder naturheilkundlich versierte Personen, die den Einstieg in diese Materie suchen.

Einführung, Aus- und Weiterbildung in der Fußreflexzonenarbeit, insbesondere für die Methode Soder-Feichtenschlager/Weiglhofer hat in dankenswerter Weise Frau Maresi Weiglhofer übernommen. Fordern Sie Informationen an bei:

HOMUNCULUS, Institut für physikalische Therapie und Alternativ-Forschung,
A-5101 Hallwang 271. Tel.: 06 62/66 08 27
Leitung: Maresi Weiglhofer, Heilpraktikerin/Dipl.-Ass. f. phys. Medizin.

Teil A: Füße sind nicht nur zum Laufen da

1. Was ist Gesundheit?

Nach der Definition der Weltgesundheitsorganisation (WHO) ist Gesundheit körperliches, geistiges und soziales Wohlbefinden. Auf Betreiben des internationalen Arbeitsamtes (IAA) wurde diese Aussage um das berufliche Wohlbefinden ergänzt.

Die WHO ist demnach der Ansicht, daß schon ein „Wohlbefinden" im körperlichen, geistigen und sozialen Sinne mit Gesundheit gleichzustellen ist.

Nach unserer ganzheitlichen, naturheilkundlich-esoterischen Sicht ist GESUNDHEIT jener Zustand des Menschen, der erreicht ist, wenn sämtliche zusammenwirkende Lebensfunktionen von Körper, Seele und Geist störungsfrei ablaufen.

Für Körper, Seele und Geist wird dabei völlige *Unversehrtheit* vorausgesetzt.

Was zum idealen Ablauf der Lebensfunktionen beiträgt oder wodurch Störungen entstehen, ist für diese Sicht zweitrangig. Daß es sehr schwer ist, diesen Ideal-Zustand zu erreichen und ihn beizubehalten, ist wohl jedermann bekannt. Schon ein banaler Ärger kann ausreichen, um den Zeiger auf der Werteskala der Gesundheit vom obersten Stand herunterzuholen.

Da die absolute Gesundheit nur kurzfristig erreichbar und haltbar ist, sind rund um die Uhr ständig eine Menge Personen damit beschäftigt, einwirkende Störungen (auch als Krankheiten bezeichnet) zu verhindern und/oder zu beseitigen (Gesundheitswesen).

Dem „IAA" gelang es, die WHO-Definition noch zu ergänzen. Bei diesem Betreiben ging es darum, das „Wohlbefinden" aus beruflicher Sicht in die Erläuterung des Gesundheitsbegriffes mit hineinzubringen.

Auch aus unserer ganzheitlichen, naturheilkundlich-esoterischen Sicht ist die Zufriedenheit beziehungsweise die Unzufriedenheit mit dem Beruf, der Arbeit, der man nachgeht, und dem Erlös daraus, ein mitentscheidender Faktor für die Gesundheit. (Wie oft passiert es doch, daß Menschen, die ihren Job verloren haben, einfach „durchdrehen". Denken wir auch an den sogenannten „Pensionsschock".)

Die völlige Unversehrtheit wiederum ist ein Anspruch, dem in unserem Lebensbereich kaum jemand (oder nur ganz wenige Personen) gerecht wird. Wir brauchen beispielsweise nur an unsere Zähne denken (wer ist da ganz unversehrt?), oder an sonstige kleine und kleinste Verletzungen: Schon gibt es keine Unversehrtheit mehr!

Wer sich die Mühe macht, auch die kleinste Verwundung, jeden Kratzer, Stich oder Schnitt, aber auch jede Erkrankung aufzuschreiben und in eine Körperzeichnung mit Kreuzen oder Punkten einzutragen, wird erstaunt sein, welche Angriffe auf den Gesundheits-Ideal-Zustand im Laufe eines Lebens stattfinden.

Zum allgemeinen Trost: Wer sich seiner „Kratzer, Narben oder Krankheiten" bewußt ist und sich danach richtet, kann auch mit einem etwas angekratzten Gesundheitszustand gut leben.

Ausgestattet mit dem Wissen, daß sich der *Ideal-Gesundheitszustand mit völliger Unversehrtheit* kaum erreichen und beibehalten läßt, und daß man trotz Krankheiten von Körper, Seele und Geist gut leben kann (wenn Krankheiten als sinnvolles, notwendiges Geschehen anerkannt werden), ist es uns leichter möglich, Behinderungen und mangelhafte Gesundheit − bei uns selbst, aber auch beim Nächsten − besser anzunehmen.

2. Wie funktioniert der Energiehaushalt des Körpers?

Um die Gesundheit eines Menschen aufrecht zu erhalten beziehungsweise dem Idealzustand möglichst nahe zu kommen und zu bleiben, ist in erster Linie ein geordneter Energiehaushalt nötig.

Energie, werden Sie jetzt fragen, welche Bedeutung hat sie in diesem Zusammenhang? Wir hören gerade in dieser Zeit so viel von Energie, von Verschwendung und Einsparung sowie von der Suche nach alternativen Energiequellen.

Unser Körper wird durch die biologische Energie am Leben erhalten. Diese kommt aus unserer Nahrung, aus der Luft, die wir atmen, aus der uns umgebenden Strahlung und der aus dem Kosmos.

Neben dem Vorhandensein adäquater Energie ist die Möglichkeit der Aufnahme und gezielten Verwertung mit entscheidend.

Woher bezieht der Mensch seine Energie?

Im wesentlichen stehen uns zwei Quellen zur Verfügung:

a) Körperlich, stofflich:
Nahrungsaufnahme: Verdauung – Stoffwechsel – Ausscheidung.
Luftaufnahme: Respiration – Oxidation – Polarisation.

b) Strahlungsenergie:
Kann aus dem Atmungs- und Ernährungsbereich aufgebaut werden, wird als solche aber auch aus Strahlungen und Kraftfeldern von Umgebung und Kosmos aufgenommen. Die Frequenz unserer eigenen Energie wird durch einwirkende Kraftfelder beeinflußt.

Der Mensch lebt nicht vom Brot allein, so kann mit Fug und Recht behauptet werden. Während vom Brot (steht für stoffliche Nahrung) zuerst alle Bestandteile bereitgestellt werden, die zum Erhalt der Körpersubstanz nötig sind, wird ein Teil der Nahrung auch in Strahlung umgewandelt, deren bekannteste die Wärmestrahlung (= Körpertemperatur) ist.

Wir verbrauchen Energie und so ist es nötig, immer wieder „nachzufüttern". Dabei ist nicht nur die Quantität, sondern im wesentlichen die Qualität der aufgenommenen Energieträger von Bedeutung.

Neben der Aufnahme von stofflicher Nahrung und Luft braucht der Mensch auch Strahlungsenergie aus dem Umfeld (Natur, Lebewesen) und aus dem Kosmos. Ohne adäquate Strahlungsenergie ist kein Leben möglich! Jeder von uns weiß, wie nötig wir etwa ein paar Sonnenstrahlen haben. Gerade das Sonnenlicht – teils Welle, teils Korpuskel – hat wesentlichen Einfluß auf unseren Energiehaushalt.

Neben der positiven, brauchbaren Strahlung treffen uns jedoch auch negative, zum Teil sogar lebensfeindliche Strahlungsqualitäten. Das war immer schon so. Der Mensch lernte in der Entwicklung damit umzugehen. Fatal wurden lebensfeindliche Strahlungen erst, als der Mensch selbst begann, zum Teil von vornherein nicht naturgebundene Strahlung zu erzeugen. Erst durch entsprechende „Unfälle" (Curie, Tschernobyl, Hiroshima) wird die Gefährlichkeit solcher Strahlung zugegeben, da erkannt wird, daß darin Angriffe auf das Leben selbst beinhaltet sind.

Greifen wir ein Beispiel zu dem Thema heraus, das beleuchten soll, wie wichtig der innere Wert von Lebensmitteln als Energielieferant ist:

Normalerweise wird der Energiegehalt von Lebensmitteln nach deren Brennwert gemessen; ausgedrückt jetzt in Joule (früher Kalorien). Das gilt auch für das Futter der Tiere. Würde bei Almvieh nur vom Brennwert des Almgrases ausgegangen werden, wären die Tiere auf der Alm kaum in der Lage, jeden Tag eine so große Menge Futter zu suchen, wie sie nach dieser Berechnung benötigten.

Almgras hat nicht nur einen höheren Brennwert, sondern auch eine höhere Strahlungsintensität − eine von Natur aus höhere, nicht nur eine solche von Tschernobyls Gnaden!

Almtiere nehmen daher Energie auch in Form einer höheren Umgebungsstrahlung und einer höheren Strahlung über das Futter auf und verwerten sie für ihr Leben.

Sowohl ein Mangel an Energie in der Nahrung als auch ein Mangel an einwirkender Strahlung bedingen Änderungen der Schwingungsfrequenz unseres Gesamtwesens. Stimmen die uns treffenden Schwingungen nicht mit unserer Lebensschwingung überein, empfinden wir Unbehagen oder werden krank, wenn es uns nicht gelingt, diesen Bereich zu verlassen (beispielsweise Erdstrahlen), oder uns den Gegebenheiten anzupassen. Sind jedoch schon gesundheitliche Störungen vorhanden, so bedingen sie eine zusätzliche Frequenzänderung der Lebensenergie (Vibration der Seele) mit Krankheit und/oder Tod als Folge.

Durch den fortwährenden Aufbau und den Verbrauch von Energie kommt es zu einem ständigen Wechsel der Polarität sowie der Spannung zwischen Plus und Minus: *Das Leben pulsiert.*

An dieser Stelle möchten wir einige Bemerkungen zu den Wasseradern anführen. Sie sind nicht, wie oft dargestellt wird, von vornherein und von Natur aus etwas Krankmachendes. Da irren sich viele Radiästheten (Pendler und Rutengeher)!

Wir wissen, daß es verschiedene Ausstrahlungen aus dem Erdkörper gibt. So gibt es Orte der Kraft mit positiver und Orte der Zerstreuung mit negativer Energiebündelung.

Während letztere verteilend, auseinandertreibend, auflösend wirkt, bringt der andere Teil Aufbau, Sammlung und Erhalt mit. Früher, als der Mensch noch sensibler für die Geschehnisse in seinem Leben war, baute man Häuser vorwiegend auf neutrale Gebiete, oder auf Orte der Kraft. Viele bedeutende Bauwerke stehen auf positiven Kraftfeldern, und besonders Kirchen wurden so angelegt, daß der Altar sich an einem Ort der Kraft befindet. Von da aus konnten radiästhetisch sensible und heilbegabte Priester den heilbringenden Segen (im Sinne des Wortes) dem ,,gläubigen Volk'' vermitteln.

Auch Wallfahrtsorte sind in Gebieten der Kraft entstanden. Daß ehedem hoch im Kurs stehende Heilstätten, aber auch Städte und Dörfer, von

Besuchern gemieden und von Bewohnern verlassen wurden, erhärtet die Tatsache, daß sich Kraftorte ändern können. Durch die Verminderung oder Verstärkung der Strahlungsqualität (Wandern der Erdemanation; verstärkte Sonneneinstrahlung – siehe Sahelzone) sind solche Orte für den Menschen dann keine Lebens-, Wohn- und Heilorte mehr.

Mit zunehmender Verbreitung des Rutengehens wird das scheinbar Krankmachende mit Erfolg gesucht und gefunden!

Immer wird die Wasserader als *der* krankmachende Teil angesprochen. Ich habe in der langen Zeit, in der ich mich mit dem Pendel, mit außersinnlichen Wahrnehmungen und der ganzen Palette des Unbekannten (!) beschäftige, nie davon gehört, daß auch der Mensch die Wasseradern beeinträchtigen, ja stören könnte! Und in der Tat (!), sie werden gestört. Vor allem von Menschen, die außer negativen Gedanken sonst nichts in sich tragen. So wird die Ausstrahlung eines Kraftortes von manchen Menschen nicht mehr vertragen, da sie sich nicht einstimmen, solche Energien in der angebotenen Frequenz aufzunehmen. Sie zerstreuen sie, so wie sie nicht gelernt haben, negativ polarisierte Emanationen aus dem Erdkörper zu verdichten und für sich verwertbar zu machen. Sie haben auch nicht das nötige Feeling, um aus derartigen Bereichen herauszugehen!

Schwere Veränderungen von Energien und deren Frequenzen können das Einwirken des „Lebensprinzips der Entelechie" (wie Aristoteles das bezeichnet, was wir Seele nennen – es ist „das im Lebendigen zielstrebig Wirksame") beeinträchtigen oder gar verhindern. Solange aber dieses „Wirksame" mit der nötigen, richtigen Frequenz auf die es umgebende Materie einwirkt und sie „beseelen" kann, bleibt der Mensch gesund. Wird jedoch durch eine oder auch mehrere zusammenwirkende Ursachen – von innen wie außen – die Lebens-Energie-Frequenz gestört, wird der so betroffene Mensch krank. Wird die Störung nicht behoben, kann der Betroffene an seiner Krankheit sterben. Welche Krankheit es war, die schließlich zum Tode führte, ist aus dieser Sicht zweitrangig. Bei Personen, die im hohen Alter an Schwäche sterben, führt das Absinken der Energie-Spannung, das „Nichtmehr-aufbauen-wollen" der nötigen Frequenzen zum natürlichen Tod.

Wir wissen seit langem, daß alle Lebewesen und jede Materie eine Energie-Strahlung haben. Alles ist in Bewegung, alles strahlt. Aus dem Strahlungsbild des Körpers – sichtbar gemacht mit der Kirlianfotografie – kann der Gesundheitszustand des einzelnen analysiert werden. Gerade auch diese Entdeckung beweist uns, Krankheiten richtigerweise nach dem Gesichtspunkt der Frequenzstörung betrachten zu müssen.

Aber auch die Homöopathie, Bachblütentherapie, ebenso Akupunktur und Neuraltherapie nehmen für die Vermittlung der Heilsubstanz und deren

Schwingungsintensität den Energiekörper des Menschen in Anspruch. Bei Akupressur, der Fußreflexzonenmassage und anderen wird durch das Öffnen bestimmter Punkte und Zonen oder durch Berührung Energie freigesetzt beziehungsweise übermittelt, während bei Geistheilung und Heilmagnetismus direkt auf den Strahlungskörper eingewirkt wird.

Sehr oft wird gefragt, was mit dem Energiekörper bei Operationen geschieht? Die Frage ist berechtigt und folgendermaßen zu beantworten: Werden (erkrankte) Organe oder Körperteile entfernt, ist es dem Betroffenen nicht mehr möglich, im körperlichen Bereich die volle harmonische Lebensfrequenz zu erreichen oder zu ertragen(!). Er ist dann selbst bei optimaler Ausheilung seiner Beschwerden im Grunde ,,scheingesund''. Jeder nach Operationen noch so gut wiederhergestellte Mensch sollte sich mit dem Fehlen seiner Teile auseinandersetzen und sie geistig in Funktion halten. Entfernte Teile sind im Strahlungskörper noch existent (siehe Phantomschmerz).

3. Störfaktoren und deren Auswirkungen

Wir haben in den vorangegangenen Punkten über das Idealbild der Gesundheit und des Energiehaushaltes nachgedacht. Leider ist es im normalen Alltag so, daß eine ganze Reihe von Störfaktoren an der Arbeit sind, um diese Idealbilder in Unordnung zu bringen.

Sie sind so zahlreich, diese kleinen und großen Teufelchen, die sich an unsere Gesundheit heranmachen, daß sie gar nicht alle aufzuzählen sind. Sehr viele sind uns als solche von Haus aus gar nicht bewußt, und erst die eine oder andere Erkrankung läßt uns erkennen, daß wir sie mit unserem eigenen Verhalten selbst angeheuert haben.

Einige markante Störfaktoren:

a) körperlich: Ernährungsfehler, mangelhafte Lebensmittel, Luftverschmutzung, Bewegungsmangel oder unangepaßte Bewegung, Überarbeitung und allgemeine Überforderung, Lärm, bereits manifeste Erkrankungen

b) seelisch: Streß, Kummer, Leid, Angst, Lustlosigkeit, mangelnde Zuordnung zum Partner, zum Nächsten und zum Tun. Mangelnder Genuß am Leben, am Essen, aber auch Eifersucht, Liebeskummer, Heimweh und vieles andere mehr

c) geistig: Negative, destruktive Gedanken, Zorn, Streitsucht, Recht-
              haberei, Neid, Gier, Eitelkeit, aber auch manifeste geistige
              Schäden

Körperliche Belastungen

Bedauerlicherweise sind wir (durchweg alle) so nachlässig, daß wir die scheinbar banalen, wiederkehrenden Belastungen, etwa eine „Rotznase", einen
Schnupfen, Husten oder kleinere Verdauungsprobleme, eher als ärgerliche
Begleiterscheinungen denn als Gesundheitsstörungen betrachten. Wir empfinden uns häufig erst bei intensiveren Störungen als krank.

Betrachten wir einige der oben angeführten Störungen näher: Obwohl
jedermann um die Wichtigkeit einer reinen *Luft* Bescheid weiß, wird sie
nach wie vor vom Menschen selbst so verschmutzt, daß sie zum Störfaktor
für die Gesundheit wird (Smog, Ozon, Rauchen . . .).

Ernährung

Nicht weniger verunstaltet werden unsere *Lebensmittel*: Nicht nur, daß heute
Produkte verzehrt werden, die nicht am Verbrauchsort erzeugt wurden und
von weit herkommen (Südfrüchte), sondern auch der Umstand, daß an sich
gute Lebensmittel zur falschen Zeit verzehrt werden (Erdbeeren an Weih-
nachten), hat Einfluß auf das Wohlbefinden. Zudem werden gut entwickelte,
ausgereifte Produkte von der Nahrungsmittelindustrie denaturiert, also des
Natürlichen beraubt, und dann als „höchstwertige" Nahrungsmittel angeboten.

Wir bezeichnen ein Produkt als Lebensmittel nur dann, wenn auch „Leben" enthalten ist. Also ist nur das befruchtete Ei aus dem Hühnerhof mit
Hahn ein Lebensmittel (das Ei aus der Batterie hingegen ein Nahrungsmittel).

Aus Gründen der Manipulierbarkeit werden heute viele Produkte schon
vor der biologischen Reife geerntet, enthalten also nicht den vollen Wert
des Lebens. Wenn zum Beispiel aus irgendwelchen Gründen jemand seine
Ernährung auf „Körndl" (Vollkornkost) umstellt, tritt sehr oft schon nach
kurzer Zeit eine deutliche Steigerung des Wohlbefindens ein. Dies ist
einerseits dem Vollwert des ganzen Getreidekorns zuzuschreiben, andererseits in noch größerem Maße der Tatsache, daß das Getreide volle
Geschlechtsreife besitzt. Stecke ein Korn in den Boden, so wird sich das
Leben zeigen!

Auch dem immerwährenden Streit zahlreicher Ernährungsapostel um Wert oder Unwert von Fleisch als Nahrung ist mit derselben Aussage zu begegnen. Verzehren wir Fleisch von Tieren, die gemäß ihrer biologischen Struktur gehalten und gefüttert werden, die entsprechend ausgereift, also geschlechtsreif sind, so sind in dem Stück Fleisch auch jene vitalen Lebenssubstanzen enthalten, die wir für unser Leben benötigen. Es ist dann ein Mittel für das Leben, ein Lebensmittel also!

Werden unreife Produkte verzehrt, wie dies derzeit so der Brauch ist, nähren diese wohl, aber es ist weder im zu jungen, schnell hergemästeten Fleisch, noch im unreifen Apfel das volle Leben enthalten. So kann schon dieser Umstand allein ein dauernder Störfaktor für die Gesundheit sein. (Der Apfel gilt hier als Synonym für alles, was aus Handels- und Lagergründen zu früh geerntet wird.)

Gehen wir in unseren Überlegungen noch einmal etwas zurück, um die Gesundheitsbeeinträchtigungen durch jahreszeitlich nicht angepaßte Ernährungsweisen näher zu erläutern.

In der evolutionären Entwicklung ist auch die menschliche Existenzform durch die jahreszeitlichen Zyklen geprägt worden. Unser Körper stellte sich auf die zu- und abnehmende Sonneneinstrahlung im Laufe der Jahreszeiten ein, und gleichzeitig auf das wechselnde Nahrungsangebot.

Nomadenvölker leben heute noch von dem, was der momentane Aufenthaltsort und die Jahreszeit bieten. Ganz offensichtlich haben sie mit dieser Lebensweise Jahrtausende gut überdauert. Bei Störung dieser Natureinbindung ist die Existenz bedroht.

Das soll und kann nicht heißen, daß wir das Rad der Zeit zurückdrehen sollten, vielmehr wollen wir damit aufzeigen, daß es einer langen Zeit ,,biologischer Gewöhnung'' bedarf, bis wir als Menschheit von der noch vorhandenen Abhängigkeit vom jahreszeitlichen Rhythmus wegkommen (so dies überhaupt ein Vorteil wäre!?).

Werden Lebensmittel zur Unzeit verzehrt, so kann selbst das beste Lebensmittel störend auf unsere Gesundheit einwirken, da die entsprechende Strahlung jahreszeitlich in der Natur nicht vorhanden ist. Eine Ausnahme machen da alle natürlich konservierten Produkte (trocknen, frieren, vergären) sowie Lebensmittel, die von Natur aus über längere Zeit haltbar sind (Lagerobst, Wintergemüse, Kartoffeln, Hülsenfrüchte und Getreidearten).

Bei der Konservierung (= häufig Denaturierung) von Lebensmitteln verlieren diese nicht nur die biologische Wertigkeit, sondern auch die örtliche und jahreszeitliche Strahlung. Paradoxerweise ist aus der Sicht der Strahlungsvermittlung beispielsweise ein Himbeerkompott aus dem Glas im Winter weniger bis gar nicht gesundheitsstörend als frische, von weit hergebrachte

Himbeeren zur selben Zeit (die Himbeeren müssen hier stellvertretend für andere Produkte herhalten).

Belastungen durch „unzeitgemäße" Ernährung können aber auch schon durch Mißachtung des Tagesrhythmus entstehen. Aus meiner Erfahrung ein Beispiel von vielen: Standhafte Fleischverachter, die sich den Bauch schon am frühen Morgen mit Müsli und süßen Früchten (Kohlenhydrate) vollschlagen, werden oft von Leberstörungen geplagt.

Mit ehrlicher Entrüstung wird über den Arzt geschimpft, wenn dieser wegen der schlechten Leberwerte geradeheraus fragt: „Trinken Sie?" Diese Frage tut weh, weil man der Meinung ist, mit Müsli, Vollkorn und Gemüse das Beste für die Gesundheit zu tun. Nichts gegen vegetarische Ernährung, doch muß auch diese der Tageszeit angepaßt sein.

Mit Sonnenaufgang ist die Leber vorwiegend auf die Verwertung von Fett, Eiweiß und Salz ausgerichtet, wogegen am Abend (Sonnenuntergang, Lichtwirkung) der Kohlenhydratstoffwechsel im Vordergrund steht. Das morgendliche Kohlenhydratüberangebot (Honig- oder Marmeladesemmel ebenso wie Müsli) kann zu dieser Zeit nicht genügend verarbeitet und umgebaut werden, wodurch Fuselalkohole entstehen! Diese können die Leber in solchem Maße schädigen, daß die Frage des Arztes nach Alkohol berechtigt ist.

Wollen Sie dem Verdauungszyklus Ihres Körpers entsprechen, so nehmen Sie morgens und mittags überwiegend Eiweiß und Fett zu sich, nachmittags und abends dagegen Kohlenhydrate. (Milch, Käse, Eier, Schinken oder Speck zum Frühstück; Fleisch, Fisch, Gemüse zu Mittag; Obst am Nachmittag; Kartoffel, Getreideprodukte, Süßspeisen am Abend.)

Einige Worte noch zum „ortsangepaßten" Essen: Es ist eine arge Unsitte – von Gastwirten und Hotellerie gefördert – beispielsweise im tiefsten Bergwald Hummer und Krabben, Muscheln und Seezungen, also Meeresfrüchte zu verzehren, anstatt den ortsangepaßten Hirsch, das Reh oder Kalb, Rindfleisch mit Pilzen, Preiselbeeren, Eiernockerl oder Kartoffeln.

Jeder Ort hat eine eigene Umgebungsstrahlung! Wir fahren ja im Urlaub ans Meer, an den See, ins Gebirge oder in die Ebene, weil wir diese Strahlungsbereiche instinktiv suchen. Und wir suchen sie, weil wir sie für unser Wohlbefinden brauchen. Oft ist der Körper von den Umgebungsschwingungen einer Stadt schon so disharmonisch eingestimmt, daß er einfach hinaus muß in die freie Natur. Zerrissen wie er ist, nimmt er die Umgebungsstrahlung im tiefsten Wald dankbar auf. Die Gastronomie aber stört diese geflissentlich mit nicht ortsangepaßtem Essen: Der Bedauernswerte kann ja im Grunde nichts für seine Handlungen, weil ihm bisher niemand etwas davon gesagt und er selbst das „Gespür" bereits verloren hat.

Was immer wir auch veranstalten, wir können uns, selbst bei völlig biologischer Ernährung und Verhaltensweise, einer gewissen Schadstoffeinwirkung nicht entziehen. Wir bekommen über die Haut, über die Luft, aber auch über Lebensmittel (selbst von den biologischsten der biologischen) noch einen Anteil von Schadstoffen herein, und mit diesen Fremdstoffen auch nicht angepaßte Strahlung und Frequenzen.

Aus dieser Erkenntnis heraus sollten wir alles tun, was geeignet erscheint, mögliche Schäden zu begrenzen.

Denken Sie selbst in dieser Richtung weiter, und suchen Sie in Ihrem Bereich nach Möglichkeiten, Lebensmittel und andere Bedarfsartikel strahlungsmäßig ihrem ständigen Aufenthaltsort anzupassen. Ein Beispiel – aus vielen herausgegriffen – soll Ihnen dabei helfen: Fast (!) jedermann weiß, daß ein Weinkenner und -genießer seinen Wein, den er aus vielen Gegenden hereinholt, längere Zeit im Keller lagert und pflegt.

Dieses Lagern gibt dem Wein langsam und schonend die Möglichkeit, die Umgebungsstrahlung und die vorherrschende Frequenz anzunehmen. Dadurch gelingt es, den Wein weitgehend ,,ortsangepaßt" zu machen. Wir wissen ja, daß ein Wein, der uns beispielsweise in Italien oder Südfrankreich so wunderbar ,,geschmacket" hat, nach überhaupt nichts schmeckt, wenn wir ihn heimbringen und gleich trinken. Es heißt dann, er muß sich erst beruhigen. Ja auch, doch glauben Sie, er muß erst die örtliche Strahlung und Frequenz annehmen, um sich als ,,ortsangepaßter Wein" genießen zu lassen. Das früher übliche Einlagern von Obst und Wintergemüse war in dieser Hinsicht optimal.

Genauso wie im Ernährungsbereich, wo Falsches gesundheitliche Folgen haben kann, ist es auch in den anderen Bereichen.

Zu viel auf uns einwirkende Strahlung kann ebenso schädlich sein wie deren Mangel. So ist unsere Gesundheit von so zahlreichen Faktoren abhängig, die wir im allgemeinen als nicht so wichtig erachten. Dieses ,,Feinstoffliche" um uns herum wird wohl als natürlich gegeben akzeptiert, wir tun aber so, als würden wir uns um diese Kräfte und wie sie wirken nicht zu kümmern brauchen. Dem ist aber nicht so!

In früheren Zeiten hat man sehr wohl darauf geachtet, ein Haus nicht direkt auf eine Wasserader oder auf ein Strahlungskreuz zu bauen, während heute wild herumgebaut wird. Nur ganz wenige Bauherren – meist Häuslebauer aus der bewußt biologischen Richtung – bemühen Pendler und Rutengeher, um das entstehende Haus von vornherein entsprechend einzuordnen.

Wie sehr Umwelt und Wettergeschehen auf unser Wohlbefinden einwirken, zeigen etwa auch die Kopfschmerzen bei Föhn oder das rheumatische

Reißen bei naßkaltem Wetter. Das österreichische Fernsehen und der Rundfunk haben zum Beispiel mit der Einrichtung eines Bio-Wetterdienstes diesem Umstand Rechnung getragen.

Daß seelische und geistige Einflüsse Gesundheitsstörungen verursachen können, ist heute unbestritten und wohl jedermann bekannt. Besonders negative, destruktive Gedanken sind dazu geeignet, die Gesundheit eines Menschen schon von der Wurzel her zu ruinieren. Das Verharren im ,,Ewiggestrigen'' oder die zornig negativen Gedanken gegen ,,all die täglichen Nebenbuhler'' − ein Überbleibsel aus den Tagen der Revierkämpfe − aber auch die vielen negativen Gedanken zu sich selbst, . . . das alles trägt nicht dazu bei, eine gute Gesundheit zu entwickeln.

Bewegungsmangel, unangepaßte Bewegung

Der Körper des Menschen ist von Natur aus für eine entsprechende Bewegung und Beweglichkeit ausgestattet.

War der Mensch (besonders in unserer Zivilisation) zu früheren Zeiten − es ist ja kaum 100 Jahre her − noch sehr auf seine Füße angewiesen und damit ein aus sich selbst aktiv bewegtes Individuum, so werden wir heutzutage fast nur passiv bewegt.

Wir haben uns vom laufenden zum fahrenden Wesen degradiert! Soviel uns Auto, Bahn, Schiff oder Flugzeug auch nutzen mögen und uns Freude an der kräftesparenden Fortbewegung bringen, sind sie dennoch − möglicherweise gefährliche − Förderer der körperlichen Dekadenz.

Der Mangel an aktiver Bewegung ist im Sinne der Gesunderhaltung ein zweischneidiges Schwert. Zum einen werden die für die Bewegung vorgesehenen Muskel nicht im richtigen, das heißt im erforderlichen Maße trainiert, der Körper ,,erfährt'' auch nicht die bei Bewegung über das Gelände (Hügel und Tal) entstehenden, physikalisch bedingten Spannungen, Verwindungen, Erschütterungen und Stauchungen.

Des weiteren gehen dem Körper die reflektorischen Wirkungen über die Fußsohlen verloren. Wir wissen aus der Thematik der FRZM, wie wertvoll diese Reflexwirkungen sind. Unser Körper hat ja in der evolutionären Entwicklung das aufrechte Gehen gelernt. Er *erwartet*, daß beim Gehen, Laufen und Hüpfen entsprechender Druck auf die Fußsohlen kommt und *Reize* ausgelöst werden, die reflektorisch in den Körper wirken (über die besondere Bedeutung des Barfußlaufens siehe Seite 50).

In die Rubrik ,,unangepaßte Bewegung'' sollten Sie all das einreihen, was Sie so im Laufe der Tage und Wochen aus plötzlichen Launen heraus ,,veranstalten". Es ist ein gesundheitliches Unding, wenn Sie die ganze Woche hindurch kaum Bewegung haben und die Beine tagelang unter dem Schreibtisch baumeln lassen, am Wochenende aber mit denselben, untrainierten Beinen einen bewegungsintensiven Sport betreiben.

Sowohl im körperlichen als auch im seelisch-geistigen Bereich ist Bewegungsmangel nicht förderlich, ebenso das Unangepaßte. Eigentlich will sich niemand einen Mangel an geistiger Beweglichkeit nachsagen lassen (für das Körperliche wird das eher akzeptiert), jedoch nur ganz wenige Personen arbeiten (trainieren) hart daran, geistig beweglich zu sein – und zu bleiben!

Bei solchem Training für Körper-Seele-Geist hilft uns die FRZM sehr viel. Nicht nur wegen der Erwartungshaltung des Körpers durch die Nachahmung des Druckes auf die Fußsohlen, der sonst beim Gehen entsteht, und der daraus resultierenden Reflexwirkung, sondern auch wegen der reinigenden Wirkung auf Seele und Geist (Frequenzsteigerung).

Überarbeitung, Überforderung

Hektisches Berufsleben kann ebenso zur Überarbeitung und Überforderung führen wie eine zu große Verquickung von Beruf und privaten Bedürfnissen. Dazu kommt, daß einem seine Arbeit (Anforderung) bei guter Gesundheit (Verfassung) leichter fällt und weniger belastend wirkt, ein anderes Mal, wenn man vielleicht sogar krank ist, man diese jedoch kaum bewältigen kann.

Auch in den Lebensabschnitten sind Unterschiede gegeben. Ein noch junger, leistungsstarker Mensch wird sich ohne Schaden neben seiner beruflichen Arbeit mit viel ,,schaffe, schaffe" noch sein ,,Häusle" bauen, während sich ein anderer schon beim Gedanken daran ,,überarbeitet und überfordert" fühlt. Es ist dies eine etwas krasse Gegenüberstellung, sie soll aber zeigen, daß das jeweilige Maß für Überarbeitung und Überforderung ein sehr individuelles, subjektives ist. Wer Feeling und ein gewisses Maß an ,,Instinkt" hat, wird mit diesem inneren Wissen mehr auf die Störfaktoren achten. Er wird sie dann auch besser in den Griff bekommen.

Es wird heute so viel vom Streß gesprochen, der aus der Arbeitswelt kommt. Viele Personen leiden darunter und sind echt überfordert. Wir dürfen jedoch nicht vergessen, daß ein gewisser Streß nötig ist, um die Körperfunktionen ausreichend anzutreiben.

Bei Schulkindern sind oft schon Wachstum und Schule Anforderung genug. Dazu kommen noch die verschiedenen Reizüberflutungen.

(Wie Sie Ihren Kindern mit der FRZM helfen können, wenn sie für Krankheiten anfällig sind, erfahren Sie ab Seite 137).

Reizüberflutungen haben wir schon angesprochen. Nicht nur das Schulkind, sondern auch der ältere Mensch leidet darunter.

Vor allem der Lärm ist uns mit seiner Einwirkung unangenehm. Besonders dann, wenn wir ihn nicht selbst erzeugt haben oder wenn wir nicht persönlich daran teilnehmen.

Wer auf die Kirmes, zum Volksfest oder zu einem Autorennen geht, sucht dabei auch den Lärm. Ebenso in der Disco, beim Platzkonzert und bei anderen Gelegenheiten. Da werden Tonschwingungen (= Lärm) als brauchbar und angenehm empfunden. Angenehm für denjenigen, der sich auf diese Töne einstimmt oder einstimmen läßt oder sie selbst erzeugt.

,,Musik'', so heißt es bei Wilhelm Busch, ,,Musik wird störend oft empfunden, die weil sie mit Geräusch verbunden . . .''. Diese Worte sagen sehr viel aus. In diese Kategorie gehört auch die menschliche Stimme. Sie kann für den einen absolut störend − ja gesundheitsstörend − sein, für den anderen aber fördernd, stärkend und heilend. Wie Balsam! (Ganz abgesehen vom Inhalt.)

Wie sehr der zivilisierte Mensch schon an lärmende Umgebung gewöhnt und gebunden ist, zeigt der Umstand, daß viele Stadtbewohner einen längeren Aufenthalt auf einer Berghütte mit der einhergehenden Stille (und Lärm aus der Natur) nicht mehr ertragen.

Ein kurzes Beispiel soll veranschaulichen, wie diffizil der Mensch auf Lärm (!) reagieren kann.

Es muß nicht immer die Fabrikhalle, das dröhnende Flugzeug oder die monotone Geräuschkulisse der Autobahn sein, die lärmend stören. Oft sind es ganz alltägliche Ursachen.

Wie ist es, wenn Sie es sich nach getaner Arbeit ganz bequem machen wollen. Kaum liegen Sie, alles ist ruhig, da: Blubb . . . blubb, blibb . . . blubb-blibb . . . der Wasserhahn tropft! Blubb . . . blubb, blibb . . . blibb . . . Unmöglich, bei so einem Lärm ruhen oder schlafen zu können.

Sie werden vielleicht fragen, was diese Geschichten in einem Ratgeber zum Erlernen der FRZM sollen. Sie sollen die Zusammenhänge veranschaulichen helfen. Schon die kleinsten ,,Ereignisse'' haben ihre Wirkung auf uns. Beobachten wir uns ganz genau, so können wir sogar den Weg verfolgen, den die Störung durch unseren Körper nimmt. Finden können wir sie dann wieder in den Füßen, als Schmerz, als Verdickung oder als Ablagerung.

Jetzt kommen wir dem Kern immer näher. Bisher haben wir uns mit Werten, die mehr außerhalb unserer täglichen Welt liegen, befaßt. Wir haben gehört, daß sie nicht minder wichtig sind, doch eine manifeste Erkrankung ist etwas Greifbares – und darüber hinaus meist auch Quälenderes.

,,Schneidest Du Dich in den Finger, ist nicht nur dieser beschädigt, nein, der ganze Körper ist verletzt – und leidet!''

Versuchen Sie dieses bei allem, was Ihnen auch geschieht, innen wie außen, selbst beim kleinsten Kratzer, zu beherzigen. Es ist dann das gesamte ,,System Körper'' angekratzt. Gott sei Dank ist es stabil genug, mit Bagatellverletzungen zurechtzukommen. In der Regel! (Stellen Sie sich vor, Ihr Körper wäre so verletzlich wie ein aufgeblasener Luftballon. Nur ein kleiner Nadelstich und pfff . . . aus wär's.)

Es müssen nicht gleich schwere und schwerste Erkrankungen sein, die uns die Gesundheit rauben. Schon ein eitriger Zahn, fortbestehende Mandelentzündungen, ein angeknackster Blinddarm oder eine immer wiederkehrende Gastritis genügen, um in einem gewissen Siechtum zu leben.

Es gibt einen riesig großen Topf voll Erkrankungsmöglichkeiten, so daß es schwer wird, zur reinen Demonstration etwas herauszugreifen. Wir werden bei der Erläuterung der handfesten Arbeit mit der FRZM anhand von Fallbeispielen einiges darstellen (Indikationsliste, siehe Teil D).

Luftverschmutzung

Luft ist die erste und wichtigste Ernährungsgrundlage des Menschen. Haben wir nicht ,,genug Luft'', so tritt schon nach kurzer Zeit Sauerstoffmangel ein, wodurch zuerst das Gehirn, in der Folge auch weitere Körpergebiete geschädigt werden.

Während bei der Nahrungsaufnahme auch ein größerer Zeitraum ohne Schaden überbrückt werden kann, wenn kein Essen zur Verfügung steht, genügen bei der Atmung schon wenige Minuten Stillstand, und der Mensch erstickt.

Bei der Atmung wird Luft – ein Gasgemisch – aufgenommen, zum Gasaustausch in die Lungen gebracht und wieder ausgeatmet. Wir nehmen aus der Luft Sauerstoff auf und geben mit der Ausatemluft Kohlendioxyd ab. So die ganz vereinfachte Grundregel.

Bei einem Raucher ist es schon etwas komplizierter, und bei einem der raucht (. . . und dies und das tut) und im dichtesten Smog steht, da kann es schon katastrophal werden. Wie sollen die Lungenbläschen aus diesem Durcheinander das einzig brauchbare herausfinden. Leider sind da keine dienstbaren Geister, die uns helfen: Die guten ins Töpfchen, die schlechten ins . . . !

Notgedrungen werden die schlechten Partikel irgendwie angelagert. Der Körper nimmt sie auf, um sie irgendwie wieder ausscheiden zu können − und wird bei langer Dauer dieser anstrengenden Tätigkeit krank.

Da wir keine Einrichtung in uns haben, mit deren Hilfe wir Atmungsluft für einen gewissen Zeitraum speichern könnten (etwa so wie wir viel Nahrung aufnehmen, um für Notzeiten Speck anzusetzen), können wir uns wesentlich weniger als bei der Nahrung vor Verunreinigung schützen. Wenn sich jemand für längere Zeit seines Lebens in sehr verschmutzter Luft aufhält oder sich aufhalten muß (Bergleute − Staublunge), bleiben ihm − drastisch ausgedrückt − nur drei Alternativen:

1. dem schädlichen Bereich aus dem Weg gehen (Flucht vor Smog, Ozon, Rauchen aufhören, Arbeit wechseln),

2. die verunreinigte Luft einatmen und Krankheit in Kauf nehmen und

3. den Atem anhalten, also nicht mehr atmen . . . und sterben!

Es ist sicher etwas makaber, die Quintessenz der Luftverschmutzung hier so drastisch aufzuzählen, doch dürfen wir die Augen nicht vor der Realität verschließen.

Wie Sie selbst oder der Partner viel Gutes für Ihre Lungen tun können, erfahren Sie im Teil II des Buches, wenn Sie die FRZM erlernen.

Seelische und geistige Belastungen

Seelische und geistige Belastungen wirken ebenso auf die Gesundheit ein wie die körperlichen. Oftmals kann man nicht auseinanderhalten, um welche Störung es sich im Einzelfall handelt.

Für unsere Zwecke ist das weniger entscheidend. Wichtig ist, daß Sie Gesundheitsbeeinträchtigungen − möglichst schon vor deren Manifestation − begegnen können. Und das können Sie mit der FRZM.

Gerade psychische Bereiche werden über die allgemeine Entspannung des ganzen Körpers mit der FRZM sehr gut erreicht. Über die körperliche Fit-

neß wird dann so viel Befreiendes und Wirksames ausgehen, daß Sie seelisch und geistig wieder ausgeglichener werden. Sehr viele Personen haben
bestätigt, daß erst nach einer entsprechenden Betreuung ihrer Füße mit der
FRZM (sowohl Therapie als auch Partner- und Selbstbehandlungen) ihr
Denken und Fühlen in positivere Bahnen gelenkt wurde.

Kaum jemand wird heutzutage bestreiten wollen, daß psychische Ereig-
nisse Einfluß auf das Körperliche haben. Und es ist tatsächlich so, daß ein
Großteil der Erkrankungen, die uns so im Laufe des Lebens ,,treffen'', im
Grunde nur pure, körperlich fixierte, psychische Ereignisse sind.

Unkraut ist besser ausrottbar, wenn man es an der Wurzel faßt! Diese
Einsicht sollte uns den Mut geben, bei allem, was uns in Gesundheitssa-
chen betrifft, auf die jeweilige Wurzel zurückzugreifen.

---

*Noch bevor ein Teil unseres Körpers, ein Organ oder sonst etwas, krank
wird, sprechen die Reflexzonen am Fuß an. Das heißt, wer sich um entsprechende Sensibilität bemüht, wird an seinen Füßen hier oder dort einen Schmerz verspüren, oder Verquellungen, Verhärtungen und anderes bemerken. Zusätzlich ausgestattet mit dem Wissen um die FRZM
kann dieser ,,Sensible'' solche Veränderungen und Schmerzen an den
Füßen leicht bis zur seelischen Wurzel (Streß, Ärger, Sorgen usw.) zu-
rückverfolgen und zusammen mit geistiger Einsicht und (körperlicher)
Massage über die Reflexzonen das Eindringen des Krankmachenden in
den Körper verhindern.*

Doch auch bei bereits vorhandenen ,,Krankheiten'' sollte man zusammen
mit der Behandlung (egal ob Arzt, Therapeut, Partner oder selbst) auf die
Suche nach dem ,,psychischen Ereignis'' gehen. Wird dieses Ereignis gefunden und gelöst, wird sich auch die jeweilige Krankheit schneller und si-
cherer ausheilen lassen.

4. Heilung — Hat Krankheit einen Sinn?

Sprechen wir von Heilung, von heilen oder gesund werden, setzt dies immer ein ,,Un-Heil-Sein'' voraus. Wie wir auch in der vorhergehenden Betrachtung gesehen haben, sind von außen und von unserem Inneren her

ständige Angriffe auf unsere Gesundheit, auf unser „Heil-Sein" vorhanden. So manches „Unheil" trifft uns urplötzlich. Anderes „Unheil" entwickelt sich langsam. Bezogen auf die Gesundheit des Menschen bedeutet dies: Während man sich vor plötzlichem Unheil nur bedingt schützen kann, ist im zweiten Falle ein Vorbeugen sehr wohl möglich. Gerade in diesem Vorsorgebereich hat sich die FRZM sehr bewährt.

Beschäftigen wir uns jetzt etwas näher mit den Fragen: Was ist Heilung, wie geht sie vor sich, was können wir dazu tun?

„Geheilt entlassen" wird auf dem Statistikbogen angekreuzt, wenn Sie die Krankheit, derentwegen sie die Klinik aufsuchten, losgeworden sind.

Fühlen Sie sich heil? Was hat Sie heil gemacht? War es die Operation, das Medikament, der Arzt, die Schwester . . .?

Zur Heilung beigeholfen hat wohl vieles, aber „heilen" konnte Sie nichts davon. Denn niemand kann heilen, außer *Man selbst – Sich selbst.* Erstaunt Sie das? Jedes Medikament, jeder ärztliche Eingriff, jede therapeutische Anwendung (auch unsere FRZM) ist im Grunde nur eine Heilhilfe.

Heilen können und müssen Sie sich ausschließlich selbst!

Die im körperlichen, seelischen und geistigen Bereich nötigen Vorgänge im Detail zu beschreiben, würde hier zu weit führen. Um Heilung aus ganzheitlicher Sicht zu verstehen, sollten Sie allerdings folgendes wissen:

a) Heilung – aus medizinischer Sicht

Jeder Versuch, Wirkungen von Heilmethoden, beziehungsweise die Vorgänge um Gesundheit und Krankheit darzustellen, entspringt zwangsläufig dem jeweiligen Stand des Wissens, oder vielleicht sogar besser: des Nichtwissens. Wenn man die Geschichte der Medizin verfolgt, sieht man, daß die heutige Schulmedizin sehr viel vom Menschen und seinen inneren Organen weiß; mehr noch aber von äußerlichen Hilfsmitteln und deren Anwendung.

Bedingt durch die wissenschaftlichen Lehrrichtungen wurde die Schulmedizin in eine vorwiegend zerteilende, physikalisch-chemische Thematik gebracht. Eine sehr körperlich orientierte Grundthematik; sie zerteilt, verändert, schneidet weg! Und vergißt dabei die Ganzheit.

Bei Thorwald Dethlefsen heißt es in seinem Buch „Schicksal als Chance" sinngemäß, daß sich die Schulmedizin seit Hippokrates (400 v. Chr.) nur noch in die Breite entwickelte. Wissen wurde und wird angewandt, um die Krankheit in ihrer Funktionalität zu ergründen. Kann dies trotz des Wissens und Einsatzes vieler Hilfsmittel nicht geschehen, schneidet man das „Erfolgs-Gebiet" der Krankheit (Organ etc.) weg und schlägt sich an die Brust. Mit dem Ton tiefster Überzeugung wird die vollbrachte Heilung gelobt – und genügend Lob fällt auch auf das jeweilige „Sich-Selbst" des Operateurs.

Nur zögernd nimmt die etablierte medizinische Gesellschaft ein ganzheitliches Denken an; die moderne Heilkunde ist auf dem Weg, sich zu wandeln. Während im 19. und zu Beginn des 20. Jahrhunderts noch mehr eine einseitig auf Organe gerichtete Denk- und Arbeitsweise vorherrschte, drängt mit zunehmender Hinwendung zur Geisteswissenschaft wieder mehr der Mensch in seiner Gesamtheit in den Vordergrund. Zwar langsam, aber immerhin! Sicherlich haben dabei Naturheilkunde, Außenseiter, die Bio-Welle und andere ihren Anteil. Auch die Arbeit der Psychologie, – wenn deren Arbeitsweise auch oft umstritten ist, – und die Geisteswissenschaften selbst helfen beim langsamen Paradigmenwechsel.

Noch im 17. Jahrhundert räumte man der Chemie großen Einfluß im Geschehen von Gesundheit und Krankheit ein. Alle Vorgänge wurden als rein chemische gesehen. Damit wurde die frühere hippokratische Säftelehre weiter zurückgedrängt. Vor allem Paracelsus setzte an Stelle der bisherigen vier Kardinal-Säfte (Blut, Schleim, helle und schwarze Galle als Symbole von Stoffen und Kräften, die als maßgebend für Lebens- und Krankheitsvorgänge angesehen wurde), drei chemische Prinzipien: Salz, Quecksilber und Schwefel.

In der Geschichte der medizinischen Heilkunde läßt sich wie in einem Spiegel lesen. Erkenntnisse aus anderen Forschungsbereichen wurden – und werden noch – zusammen mit Ergebnissen der Erfahrungsheilkunde und der medizinisch-wissenschaftlichen Forschung in die Denkstrukturen der Ärzte eingebracht. Sie bestimmen den Rahmen für die Erklärungen von Krankheitsentstehung und Lebensvorgängen. (Der Vorgang ist auch heute noch der gleiche. So fließen Erkenntnisse aus der allgemeinen Hinwendung zur Naturheilkunde und deren Anwendung immer mehr auch in die schulmedizinische Praxis ein.)

Die Heilkunde war über Jahrzehnte und Jahrhunderte geprägt von Ansichten und Vorgaben der Alchimie, der Astrologie, der Säftelehre oder der Atomlehre des Demokrit, im Mittelalter von der Ansicht, daß die Spannung oder Erschlaffung von feinen Fasern (Spasmus und Atonie) für Gesundheit und Krankheit verantwortlich seien.

Das Verständnis der Heilkunde veränderte sich mit Zunahme des Allgemeinwissens. Je nach (Aussage)-Stärke des jeweiligen Vertreters einer wissenschaftlichen Richtung wurden auch die Heilkundigen in diese hineingezogen. Gutes wurde dadurch oft vernachlässigt, Irrtümer über lange Zeit beibehalten.

Durch den technischen Fortschritt des Industriezeitalters wurden viele Methoden (und Geräte) entwickelt, um die Funktion des Körpers und der Organe beurteilen zu können (funktionelle Diagnostik). Mit der Weiterentwicklung technischer Geräte für die Heilkunde konnte die klassische naturwissenschaftliche Medizin große Erfolge erzielen. Die Diagnostik wurde leichter und genauer. (So können beispielsweise mit der Computertomographie selbst kleinste Krankheitsherde in ansonsten schwer zugänglichen Körpergebieten festgestellt werden.)

Erfolg macht glücklich; und überschwenglich, manches Mal aber auch starr und stur! Selbstherrlichkeit und die Anmaßung der Alleinseligmachung ist eher schädlich als förderlich. Auch das Alleinvertretungsrecht wird vom ,,Volk'' nicht voll akzeptiert. Trotz der Erfolge der klassischen Medizin, die sie aufgrund der besseren Zugriffsmöglichkeiten auf Gesetz, Kapital und Technik leichter erbringen und demonstrieren kann, sollte sie dem Bereich der alternativen Heilmethoden weniger ablehnend gegenüberstehen. Das Verständnis für diese Bereiche muß über das Verständnis der gemeinsamen Wurzel von Naturheilkunde, Außenseitermethoden und Schulmedizin erbracht werden. Dabei ist sicherlich auch das pluralistische Freiheitsverständnis unserer Zeit behilflich.

Sigmund Freud brachte vor rund 100 Jahren die ,,Seele'' des Menschen wieder ins Gespräch. Im Zusammenhang mit der Psychosomatik hat sich die ausschließlich naturwissenschaftliche Betrachtungsweise weitgehend gewandelt. Das Zusammenspiel von Körper-Seele-Geist bei der Entstehung von Krankheiten wird heute nicht mehr bestritten. Diese Ansicht wird sogar als *die* Chance für die moderne Medizin schlechthin betrachtet.

Auch die weiteren Forschungen, besonders in der Genetik, werden dazu beitragen, den Menschen wieder mehr als ein komplexes (Lebe-) Wesen mit jeweils sehr subjektiven Merkmalen zu sehen und zu verstehen. Daraus wird sich eine − unterstützt durch Geräte und Medikamente und auch durch die Arbeit der Naturheilkunde − sehr individuelle, auf die jeweilige Person (und deren genetisch bedingte Begabung) abgestimmte Behandlungsweise herausarbeiten. Viele junge Ärzte und noch Studierende denken schon intensiv in diese Richtung.

Inwieweit diese zukünftigen Ärzte sich ausbilden lassen, liegt in sehr hohem Maße auch an uns. Während die eine Richtung von Lehrplan und Lehrmeinung der Universitäten beherrscht wird, stellt die andere Richtung, der ewig angefeindete, jedoch so notwendige Gegenpol, das intuitive Heilwissen aus dem Volke zur Verfügung.

Bleiben wir bei unserem Thema Genetik: Es ist ja nicht so, wie die Genetiker uns weiß machen wollen, daß die Gene uns beherrschen und das aus uns machen, was wir sind. Das stimmt einfach nicht. Sie sind weiter nichts als die Träger von Informationen. So wie der Krug den Wein faßt, der uns labt, erheitert oder beschwipst.

Die Informationen aber haben Sie sich selbst ausgesucht. Sie haben diese Informationen als Ihren Lehrplan für Ihr irdisches Leben als Ihr Ziel erklärt. Sie ließen sich gerade von diesem Mann – Ihrem Vater – und gerade in diese Frau – Ihre Mutter – aus anderen Lebensdimensionen ins irdische Leben einzeugen. Und gerade deshalb wurden diese beiden Menschen von Ihnen dazu ausgewählt, weil Ihr eigener Lehrplan und Ihr Lebensziel am besten mit den Informationen von Vater und Mutter korrespondieren.

Und weil die Zeitqualität die richtige war!

Die Genstruktur ist etwas Körperliches, das Sie von Ihren Eltern mit allem Informationsinhalt übernommen und das Sie noch mit Ihrem Lernziel ergänzt haben. All die Vorstellungen und Beschlüsse, was Sie so alles in *diesem Erdenleben lernen, wirken, bewirken und tun wollen*, sind verankert.

Und dieses Verankerte ist, was zählt.

Die sogenannten Erbinformationen in den Genen sind die Hilfsmittel schlechthin. Sie helfen mit, damit wir den Lehrplan erfüllen können. Haben wir einen Teil unseres Planes gelernt, wird er im Körperlichen und Wesenhaften verankert und steht so als Information auch den Nachkommen zur Verfügung.

Für uns selbst heißt das, daß uns das Gelernte ein Stück Erlösung und uns etwas näher dem gesteckten Ziel gebracht hat: Die Suche nach dem höchstmöglichen Heil!

Ob wir diesem Ziel auf dem Entsprechungsweg näherkommen oder über leidvolle Erfahrungen aus Krankheiten, ist dem Ziel selbst einerlei.

So wie sich die Heilmethode und die Ansichten im Laufe der Jahrhunderte geändert haben, änderte sich auch die Meinung darüber, was ,,die Heilung als solche'' bewirkt, welches ,,Es'' den Heilvorgang startet! Die moderne Medizin kennt wohl den Ablauf und den körperlichen Vorgang während des Heilens, kann aber wenig über das ursächliche Geschehen aussagen.

b) Heilung – ganzheitlich, naturheilkundlich

Obwohl auch in der Naturheilkunde alle Gedanken und die Arbeit auf die verschiedenen Heilweisen und auf den jeweilig besten ,,Heiler'' gerichtet sind, wird auch hier über das Wesen der Heilung, wie es abläuft und wie sich Heilung auswirkt, nicht viel geschrieben. Ziel der Bemühungen von Patient und ,,Heil-Helfer'' ist die weitgehende Wiederherstellung der Gesundheit.

Wenn hier vom Heilvorgang die Rede ist, so ist dabei nicht der körperliche Mechanismus gemeint. Wie der Körper beispielsweise eine Wunde schließt, ist ja schon lange bekannt, sowohl medizinisch als auch naturheilkundlich.

Näher behandeln wollen wir, warum ein derartiger Vorgang einmal sehr rasch, ein anderes Mal langsam oder gar nicht abläuft. Warum schließt der Körper eine an sich banale Wunde nicht? Oder: Sehr viele Menschen, meist ältere Personen, plagen sich über Monate und Jahre mit offenen Beinen herum. Kaum ist die eine Wunde zu, bricht eine andere wieder auf!

Wir werden Ihnen hier weder ein Patentrezept, noch irgendein Wundermittel verraten, wie Sie Ihre ,,Geschwüre'' ausheilen können, vielleicht aber gelingt es, Ihnen einen (absolut gangbaren) Weg zu zeigen.

Nachdem wir immer mehr danach streben, aus dem Zauberglauben vergangener Jahrhunderte herauszukommen, sollten wir auch unser Denken in Richtung Heilung ändern und konkretisieren.

Viele Menschen sind auf der Suche nach Heilung sehr von der Ansicht (und Hoffnung) geprägt, daß Heilung von außen kommt. Da wird dann vehement nach den besten Methoden ärztlicher und naturheilkundlicher Kunst gesucht, und, wenn alles nichts hilft, muß noch – ganz egal von wo – ein möglichst effizienter ,,Heiler'' her. (Welche Methode der anwendet, ist dann auch egal.)

Der Autor ist ,,Heiler'' und kann deshalb aus eigener Erfahrung zitieren: ,,Heilung ist ein Bewußtseinsvorgang, ein Willensakt, und noch bevor der Körper beginnt, zum Beispiel Granulationsgewebe zu bilden, um eine Wunde zu schließen, muß der Befehl dazu gegeben werden.''

An und für sich geschieht dies automatisch, aus dem Unterbewußtsein heraus; es ist uns gegeben. Und es geschieht auch, wenn wir es nicht durch unser Verhalten stören. Das heißt, obwohl Heilaufruf und Heilvorgang in uns verankert sind, können Umstände eintreten, die uns die Ursache einfach vergessen lassen. So dürfen wir uns nicht beklagen, wenn etwas in uns nicht und nicht ,,heil'' werden will, wenn – einfach ausgedrückt – der Mechanismus dazu nicht eingeschaltet ist.

Hat der menschliche Organismus beispielsweise einen Knochenbruch auszuheilen — bei aufrechtem, funktionierendem Reparatursystem —, so braucht er normalerweise sechs bis zwölf Wochen, bis der Knochen wieder einigermaßen belastbar ist und insgesamt rund ein halbes Jahr, um die Heilung zu vollenden.

Damit haben wir beim Heilvorgang neben den anderen Faktoren noch den Zeitfaktor hereingebracht.

Dies alles gilt für den ungestörten biologischen Vorgang. Ist jedoch unbewußt und auch bewußt kein wirksamer Wille und kein eindeutiger Aufruf zur Heilung vorhanden, wird diese verzögert oder gar nicht ablaufen.

Wir haben es in diesem Kapitel schon einmal gelesen: Niemand kann heilen, außer man heilt sich selbst! Und das heißt klipp und klar, daß wir den Willen zum Heilen und den Auftrag dazu zuallererst aus uns selbst holen müssen.

Sind wir zu schwach, den Vorgang zu aktivieren, wollen aber wieder gesund werden, beginnt die Suche nach den Helfern. Das ist an sich richtig. Ob das jetzt der Arzt oder der Heilpraktiker (Geistheiler, Priester oder Guru) ist, ist nicht entscheidend. Wichtig ist, ganz gleich mit welchen Hilfsmitteln und mit welcher Methode, daß im Kranken der Wille geweckt wird und der Heilaufruf geschieht (ohne daß der so Betreute anderweitig zu Schaden kommt, wie etwa mit schweren Medikamenten).

Leider ist es nun so, daß unser Denken schon seit grauer Urzeit in Richtung ,,Heilung kommt vom Medizinmann'' gelenkt wurde. Übermittlung, Weiterführung und Ausbau dieses Denkschemas führten zur Entwicklung des heutigen Gesundheitswesens. Auf der Strecke blieb das eigene ,,Selbst-Heil'' und die Heilhilfe aus dem ,,Mit-Leiden''. Gehen wir nochmals zurück zum Zeitfaktor. Wir haben gehört, daß die Heilung einer Krankheit bei naturgemäßem, biologischem Ablauf eine bestimmte Zeit braucht, um sich zu vollziehen.

Unter gewissen Umständen wird diese Zeit wesentlich ausgedehnt. Und unter gewissen Umständen kann die benötigte Heilzeit verkürzt, ja sogar aufgehoben werden (Spontanheilung).
Um solche Aufrufe annehmen und umsetzen zu können, bedarf es einer Reihe von Voraussetzungen. Solange ein Mensch von seinem Leidenszustand nicht bis ins Innerste erschüttert, zermürbt, hilflos geworden ist, nicht vom *Willen der Gesundung erfaßt* und vom *Glauben an Heilung durchdrungen ist*, wird ein derartiger Heilaufruf nicht umgesetzt, — es sei denn, daß suggestive Einflüsse mitentscheiden, oder eben, der Mensch ,,geht'' durch die Krankheit hindurch! Er ,,erlebt'' sie, auch wenn er daran zugrunde geht!

Zur derartigen Einstimmung bedarf es jedoch keiner „Kraft", wie dies allgemein dargestellt wird. Es ist nicht die Schwäche, die jemanden hindert – spontan oder ganz normal –, wieder gesund zu werden, *sondern der Mangel an absoluter Hinwendung zum „Heil, das mir geschieht"(!)*, ist hinderlich.

Auch deshalb loben wir die FRZM so sehr, weil sie eine (von vielen) Möglichkeit(en) an die Hand gibt (im wörtlichen Sinn), das Heilgeschehen anzuregen und sich mit diesem auseinanderzusetzen.

Es werden mit dieser Therapie nicht nur Reflexzonen, die ins Körperliche reichen, angesprochen, auch das Erkennen und Benutzen von Entsprechungsebenen wird hervorgerufen und gefördert.

Krankheit hat Sinn! Sie gehört zum Leben, ist ein wesentlicher Teil davon, denn ohne Krankheit wären die Liebe und der Drang nach Heilung, nach dem Heil(ig)-Sein, nicht so tief in uns verankert. Krankheit ist nicht schicksalhaft an uns gebunden. Lernen wir bewußt unser gewähltes Lebenslernprogramm und benutzen dazu die vielen zur Verfügung stehenden Entsprechungsebenen, ist sie nicht nötig. Tun wir das nicht, springt Krankheit in die Bresche, um uns zum Lernen zu zwingen: Das ist ihr Sinn!

II. Wissenswertes über die Füße

1. Der menschliche Fuß:
Bau, Funktion, Fehlformen

Im Laufe der Entwicklung kam es zu einer Differenzierung der Funktionen von Hand und Fuß. Während sich die Hand zu einem Greiforgan spezialisierte, ist der menschliche Fuß in seiner heutigen Form ein reines *Stützorgan*.

Das wesentliche Bauprinzip des Fußes sind seine *Gewölbe*. Durch diese wird die Stütze Fuß elastisch und anpassungsfähig. Diese Gewölbe entstehen durch die besondere Anordnung der Fußwurzel- und Mittelfußknochen. Gehalten werden sie vor allem durch mehrere kräftige Bänder.

Das *Längsgewölbe* hebt die Innenkante des Fußes zwischen Ferse und dem Köpfchen des ersten Mittelfußknochens. Das *Quergewölbe* entsteht durch die Form der Keilbeine (je drei) in der Fußwurzel, und spannt sich im Vorfuß zwischen erstem und fünftem Mittelfußköpfchen.

Läßt die Spannung von Muskeln und Bändern am Fuß nach, so sinken die Gewölbe ein, es entstehen Fußdeformitäten.

Durch die Gewölbe wird der Fuß in sich elastisch, durch Gelenke und Muskeln wird er beweglich. Relativ große Beweglichkeit haben die Zehengelenke und die *Sprunggelenke*. Im oberen Sprunggelenk, zwischen Sprungbein und den Unterschenkelknochen, erfolgen Auf- und Abbewegungen; im unteren Sprunggelenk, zwischen Fersenbein und Sprungbein, die Kippung des Fußes nach innen und außen.

Alle Gelenke werden durch *Bänder* gesichert und gehalten. Im Bereich des Mittelfußes sind diese so straff, daß die Verbindungen zwischen den Knochen im Normalfall zwar eine gewisse Elastizität, jedoch keine Beweglichkeit zeigen.

Bewegt wird der Fuß durch kurze *Fußmuskeln* an den Zehen, am Fußrücken und an der Sohle und durch lange Fußmuskeln aus dem Unterschenkel.

Untrainierte Fußmuskeln sind eine der Ursachen für eine Vielzahl von *Fußdeformitäten*. Diese müssen immer orthopädisch behandelt werden. Die häufigsten Fehlformen sind der Knick-, der Senk- und der Spreizfuß. Kombinationen sind beinahe die Regel.

Als *Knickfuß* bezeichnet man eine x-förmige Achsenabweichung der Ferse

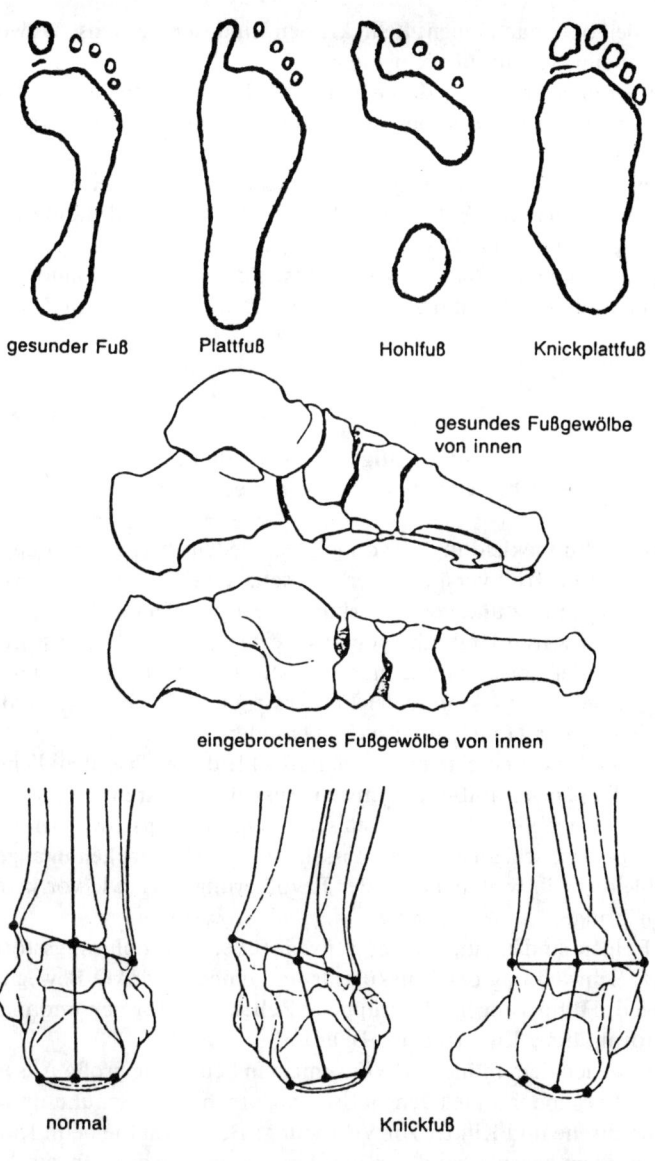

gesunder Fuß　　Plattfuß　　　Hohlfuß　　　Knickplattfuß

gesundes Fußgewölbe
von innen

eingebrochenes Fußgewölbe von innen

normal　　　　　　　Knickfuß

nach innen　　　　　　nach außen

33

nach außen oder nach innen. Beim kleinen Kind ist eine Achsenabweichung normal, beim Schulkind nicht mehr.

Zum *Senkfuß* kommt es durch Muskel- oder Bindegewebsschwäche. Die Spannung des Längsgewölbes ist gemindert. Fehlt sie ganz, spricht man vom *Plattfuß*.

Durch eine Absenkung des Fußquergewölbes entsteht der *Spreizfuß*. Ursachen sind genetische Faktoren, schwache Muskeln und Bänder, zu enge und spitze Schuhe und Bewegungsmangel.

Eine Erhöhung der Spannung von Muskeln, Sehnen und Bändern im Bereich der Fußsohle bis hin zu einer Verkürzung erzeugt den *Hohlfuß*.

2. Die richtige Fußbekleidung – „Zeigt her eure Füße, zeigt her eure Schuh . . . "

Die Art der Fußbekleidung ist von größter Bedeutung für die Fußgesundheit. Schon sehr früh versuchte der Mensch, seine Füße vor Verletzungen, Staub und Schmutz und vor Unterkühlung zu schützen. Die ältesten Fußbekleidungen waren Umhüllungen aus weichem Material, meist Leder; in warmen Ländern beschränkte man sich auf untergebundene Sandalen. In dieser Art Bekleidung konnte der Fuß kräftig und frei bewegt werden, die Ausdünstung der Haut wurde nicht behindert.

Im Laufe der Geschichte nahm die Fußbekleidung alle erdenklichen Formen an; die für den Fuß schlimmsten Auswüchse waren wohl die Schnabelschuhe. Unzählige Füße wurden schon Opfer wechselnder Moden! Bedauerlicherweise scheint aber das Wissen um die Schädlichkeit unangepaßter Fußbekleidung in weiten Teilen der Bevölkerung nach wie vor keine Einsicht zu bringen.

Die Folgen sind unangenehm: Schweißfüße, Durchblutungsstörungen, Fußpilz; Schwächung der Muskulatur und eingeschränkte Beweglichkeit; Schwielen, Hühneraugen, verkrüppelte Zehen; Fehlformen und manifeste Fußdeformitäten. Eine traurige Bilanz!

Dabei stehen dem mündigen Konsumenten heute eine große Auswahl sowohl „fußgesunder" als auch optisch ansprechender Schuhe und Stiefel für Erwachsene und Kinder zur Verfügung. Bedenken Sie beim Kauf, daß Füße vor allem gegen Abend anschwellen. Tragen Sie deshalb zur Anprobe Socken, nicht nur dünne Strümpfe, die neuen Schuhe sind sonst zu eng! Ziehen Sie einen Schuh, in dem Sie sich nicht auf Anhieb wohl fühlen, sofort wieder aus, selbst wenn es der einzige Schuh in der gewünschten Art oder Farbe ist.

Tragen Sie, wenn irgend möglich, Socken, Strümpfe und Strumpfhosen aus Baumwolle, echter Seide oder Schurwolle. Jegliche Kunstfaser stört die Hautatmung, der Fuß wird feucht und kalt. Optimal sind bei 60 Grad waschbare Baumwollsocken und -strümpfe.

3. Die Pflege der Füße

Wir verlangen unseren Füßen Tag für Tag viel ab, sie leisten uns große Dienste. Und doch werden gerade sie häufig sehr vernachlässigt. Selbst Menschen, die Hände, Gesicht und Körper sorgfältig pflegen, vergessen zu oft die Füße.

Die Folgen von starker Belastung und mangelnder Pflege machen sich dann auch bemerkbar. Schweißfüße, Schwielen, Hühneraugen und Druckstellen; rauhe, rissige Haut und eine Vielzahl leichterer und schwerer Fußschäden machen das Leben nicht gerade leichter. Stecken solche Füße dann noch den ganzen Tag in wunderschönen, aber leider etwas engen Schuhen, drängt sich irgendwie der Gedanke an eine – selbstgewählte – Folterkammer auf.

Wie alt möchten Sie werden? Wie viele Jahre also sollen Ihre Füße Sie noch tragen? Und was haben Sie vor, Ihren Füßen dafür Gutes zu tun? Nachfolgend einige Anregungen.

Die täglich gründliche Reinigung der Füße muß für Kinder wie für Erwachsene eine Selbstverständlichkeit sein. Verwenden Sie dazu pH-neutrale oder leicht saure Syndets; alkalische Seife weicht die ohnehin durch das Tragen von Schuhen und Strümpfen strapazierte Haut auf und sollte daher nicht verwendet werden. Immer sorgfältig abtrocknen, auch zwischen den Zehen. Wer sehr trockene Haut hat, sollte Füße und Unterschenkel täglich mit einer Fettcreme oder gutem Pflanzenöl (z.B. Weizenkeimöl + Olivenöl, 1 : 3 gemischt) massieren, vor allem im Fersenbereich. Risse an der verhornten Haut der Füße heilen sehr schlecht und brechen häufig wieder auf.

In diesem Fall ist ein Erweichen der Haut erwünscht: Besorgen Sie aus der Apotheke reine Schmierseife, nehmen Sie jeweils 1 Eßlöffel davon für ein tägliches heißes Fußbad. Anschließend mit Hirschtalgsalbe eincremen und gut waschbare Baumwollsocken überziehen.

Neben der täglichen Reinigung sollte jeder seinen Füßen einmal wöchentlich ein spezielles Bürstenbad gönnen. Das Wasser in einem ausreichend großen Gefäß muß mindestens bis zur Wadenmitte reichen. Zwei Eßlöffel Obstessig zufügen; er unterstützt den Säureschutz der Haut. Hängen Sie die Füße ins warme Wasser, bewegen Sie sie, spreizen Sie die Zehen, rollen Sie sie ein, treten Sie das Wasser für einige Minuten. Nehmen Sie dann eine weiche Bürste, beginnen an den Zehen und fahren in langen Strichen aufwärts bis unters Knie, Fußsohle und Wade ebenso.

Bürsten Sie Füße und Unterschenkel einige Minuten lang; reiben Sie danach gegebenenfalls die zu dicke Hornhaut mit einer Raspel oder Bimsstein ab. Als Abschluß stellen Sie die Füße kurz in einen zweiten Kübel mit kaltem Wasser (15 – 30 Sekunden) oder brausen Füße und Unterschenkel kalt ab. Gründlich abtrocknen. Ihre Füße schwitzen nach dem warmen Bad etwa eine halbe Stunde lang nach, also erst später eincremen.

Die Nägel sind jetzt weich und können geschnitten werden, ohne zu splittern. Fußnägel immer gerade schneiden und nicht zu kurz! Vor allem die Ecken der Großzehennägel nicht tief abschneiden, diese wachsen leicht in den Nagelwall ein, wodurch es zu schmerzhaften Entzündungen kommen kann. Häufiges, gleichzeitiges Auftreten von eingewachsenen Nägeln und Kopfschmerz wurde bereits vielfach beobachtet!

Eingewachsene oder sogar eitrige Nägel nicht selbst behandeln! Diese gehören zum Arzt oder Fußpfleger.

4. Fußgymnastik

Die umfassende Pflege der Füße beinhaltet auch regelmäßige Fußgymnastik. Denn selbst wenn jemand viel auf den Beinen ist, garantiert das noch lange nicht, daß er auch seine Füße ausreichend bewegt und trainiert. Gymnastik hält den Fuß beweglich, kräftigt die Fuß- und Unterschenkelmuskeln, beugt Fußschäden vor beziehungsweise hilft, solche zu beheben.

Üblicherweise steckt ein Fuß zwei Drittel des Tages in einem Schuh; die Bewegungsmöglichkeit dabei ist sehr eingeschränkt. Nutzen Sie jede Möglichkeit, die Schuhe auszuziehen, tragen Sie in der Wohnung offene Hausschuhe oder Socken, und machen Sie häufig Fußgymnastik (barfuß!)!

Hier eine Auswahl sehr wirksamer Übungen:

1. Flach auf den Boden stellen, hochdrücken in den hohen Zehenstand, Ferse langsam wieder senken. Schnell hochdrücken, langsam senken, 5-mal wiederholen. (Wadenmuskulatur)

2. Im hohen (nicht tiefen!) Zehenstand mehrmals durchs Zimmer gehen.

3. ,,Raupengang'': Flach auf den Boden stellen, Füße parallel nebeneinander. Die Füße bewegen sich abwechselnd wie eine Raupe, sie ,,spannen''.
Dazu erst den Vorfuß entlasten, diesen weit nach vorne strecken. Jetzt Ferse entlasten, Gewicht auf die Zehenballen verlagern. Durch Einrollen der Zehen die Ferse möglichst weit vor in Richtung Zehen bringen. Wieder Vorfuß entlasten und weit nach vorne bringen. Ohne den Bodenkontakt je völlig zu verlieren, abwechselnd den rechten und den linken Fuß in der angegebenen Art bewegen und so einige Meter vor und wieder zurück wandern. (Kurze Fußmuskeln)
Wem diese Übung auf Anhieb nicht gelingt, der versuche sie erst einmal im Sitzen.

4. Kleine am Boden liegende Gegenstände mit den Zehen fassen und hochheben (Papiertaschentücher, Bleistift usw.). (Zehenbeuger)

5. Im Stehen oder Sitzen: Dünnes Handtuch auf den Boden legen, auf den Rand stellen. Versuchen, durch Einrollen der Zehen das Tuch nach und nach unter die Fußsohlen zu bekommen.

6. Mit umgekehrter Bewegung das Tuch langsam wieder hervorholen. (Zehenstrecker)

7. Im Sitzen Beine ausstrecken; Vorfüße und Zehen kräftig hochziehen, kurz halten, dann möglichst weit nach unten strecken. Mehrmals wiederholen. (Oberes Sprunggelenk)

8. Innenkanten der Füße hochziehen, bis die Sohlen zueinander schauen. Danach Außenkanten hochziehen, auch im Fersenbereich! Mehrmals wiederholen. (Unteres Sprunggelenk)

9. Kombinieren von 7 + 8: Füße kreisen: Innenkante hoch, Vorfuß hoch, Außenkante hoch und jetzt den Vorfuß kräftig tief drücken. Die Zehen sollten dabei einen großen Kreis beschreiben; mehrmals wiederholen, auch in die entgegengesetzte Richtung üben.

10. Zehen kräftig einrollen, anschließend fest abspreizen (Zehenmuskulatur). Einige Wiederholungen machen. Gelingt diese Übung nicht auf Anhieb, kann mit den Händen etwas nachgeholfen werden. Durch die Einengung der Schuhe haben viele Füße diese Bewegung verlernt. Durch häufiges Üben werden sowohl die Beweglichkeit als auch das Bewegungsgefühl verbessert; die Zehen eines trainierten Fußes lassen sich abspreizen, ähnlich den Fingern der Hand!

11. Zehen beider Füße erst mehrmals gleichzeitig einrollen und danach abspreizen, dann abwechselnd versuchen (Koordination üben).

12. Im Sitzen: Mit der rechten Großzehe am linken Schienbein entlang nach oben streichen, möglichst bis zum Knie; danach linke Großzehe am rechten Schienbein. Dasselbe mit der Ferse versuchen, dabei aufrecht sitzen bleiben. (Koordination Füße + Beine)

13. Verwindung des Fußes, ,,Tick-Tack'':
Beide Füße stehen fest und gerade am Boden. Bei feststehender Ferse versuchen, den Vorfuß möglichst weit nach innen und hoch zu ziehen, so daß die Außenkante des Fußes den Boden berührt. Jetzt auch die Zehenballen auf den Boden drücken; die Innenkante des Fußes bleibt hoch und hohl. Zweiter Fuß ebenso, mehrmals versuchen.

14. Ferse gerade und fest am Boden, Außenkante des Fußes möglichst hochziehen, die Innenkante liegt am Boden auf. Zweiter Fuß ebenso; Beine bleiben dabei gerade, keine X-Knie machen!

15. 13 + 14 abwechselnd. Die Ferse bleibt immer ruhig stehen, der Vorfuß wird abwechselnd auf die Innen- beziehungsweise Außenkante gekippt. Tick-Tack, Tick-Tack; mehrmals wiederholen, erst rechts, dann links, dann beide Füße zueinander, dann gegeneinander. Beine und Körper bleiben dabei ganz ruhig und gerade; kein Hohlkreuz, kein Buckel, keine X-Knie. (Kurze und lange Fußmuskeln, Koordination)
Gelingt die Verwindung des Vorfußes gegenüber der Ferse nur schlecht oder noch gar nicht, so können vorerst die Hände diese Bewegung führen und unterstützen. Dazu hinsetzen, Füße fest am Boden, Oberkörper vorbeugen. Anfangs jede Seite extra üben. Eine Hand fixiert die Ferse, die andere hilft dem Vorfuß bei der Innen- und Außenbewegung. Zu Beginn richtig mithelfen, später nur noch führen.

16. Ein Seil oder einen dünnen gedrehten Schal auf den Boden legen. Füße etwa 15 Zentimeter auseinander. Das Seil mit den Zehen greifen und festhalten.

17. Die gleiche Übung im Sitzen. Seil greifen, Beine anziehen, Füße vom Boden abheben und das Seil straff spannen. Kurz halten, mehrmals wiederholen.

18. Im Sitzen: Vorfüße auf den Boden stellen, Ferse möglichst hoch heben. Bei feststehendem Vorfuß und ruhigem Knie die Ferse abwechselnd nach innen-oben beziehungsweise nach außen-oben ziehen. Erst Füße einzeln, dann miteinander, dann gegeneinander. (Kurze und lange Fußmuskeln)

19. „Sidewalk": Aufrechter Stand. Belastung auf die Fersen. Beide Vorfüße hoch, Schwenk nach rechts, hinstellen. Jetzt Belastung auf die Vorfüße, Schwenk der Fersen nach rechts.
Vorfüße hoch, nach rechts, Fersen hoch, nach rechts. Einige Meter zur Seite wandern, dann zurück nach links, dabei jeweils möglichst hochdrücken, den Körper aufrecht halten.

20. Abschließend noch einmal im hohen Zehenstand durchs Zimmer gehen.

21. Mit Musik geht's leichter!

5. Heilanwendungen an den Füßen

In Zeiten, in denen Ärzte und Medikamente rar und teuer waren, wußte man sich mit Hausmitteln zu helfen. So manches dieser alten Hausmittel gelangt heute zu neuem Ansehen.

An dieser Stelle interessieren besonders jene, die die reflektorische Wechselwirkung zwischen Füßen und Körper nutzen. Die wichtigsten und gebräuchlichsten dieser Maßnahmen sind: Fuß- und Wadenwickel; Essigsocken; an- und absteigende Fußbäder, Wechselbäder, Bürstenbäder; Wassertreten; Kneipp'sche Güsse, Trockenbürsten, Kräuterauflagen auf die Füße; Barfußgehen, Tautreten, Fußgymnastik; verschiedene Arten der Fußmassage.

a) Wickel:

Eine Anwendung, die jeder kennen und können sollte, ist der *Fuß- und Wadenwickel*. Er ist ebenso einfach wie wirksam.

Sie benötigen dafür: Je ein Innentuch (zum Beispiel eine Stoffwindel) und je zwei Außentücher (oder zwei Moltontücher und eine Wolldecke), einen Eimer und kaltes Wasser.

Vorbereitung: Wolldecke der Breite nach falten und ins Bett legen. Zwei Moltontücher nebeneinander darauflegen. Der Patient legt sich ins Bett, die nackten Beine auf die Tücher. Oberkörper zudecken, Gefäß mit kaltem Wasser und Innentücher bereitstellen. Will man *Wärme entziehen* (Fieber senken), so taucht man die Innentücher in sehr kaltes Wasser und drückt sie so aus, daß sie nicht mehr tropfen, aber noch gut naß sind. Für Erwachsene die Windel der Länge nach, für Kinder vierfach falten. Bein anheben lassen, ein nasses Tuch auf ein Außentuch legen, Bein darauf. Innentuch möglichst *faltenfrei* um Wade und Fuß wickeln. Sofort das Außentuch darüber, halbe Wolldecke fest um dieses Bein wickeln. Mit dem zweiten Bein ebenso verfahren, den Patienten gut zudecken.

Sobald der Wickel beginnt, warm zu werden (greifen!), muß er gewechselt werden. Das kann bei hohem Fieber bereits nach fünf Minuten sein! Die nächsten Wechsel sind dann meist nach 10, 15 und 30 Minuten erforderlich.

Wickel wechseln: Eimer mit reichlich kaltem Wasser mit ans Bett nehmen. Fußende der Bettdecke nach oben schlagen, ein Bein auspacken. Innentuch ins kalte Wasser, mehrmals durchdrücken, leicht ausreiben, faltenfrei anlegen. Außentuch und Decke in bekannter Weise darüber. Zweites Bein ebenso; rasch arbeiten!

Friert die fiebernde Person oder hat kalte Füße, so macht man den Wickel nur *an den Waden*, die Füße bleiben ohne Innentuch, werden aber mit in die Decke gewickelt.

Derselbe Wickel hat eine erwärmende, *schweißtreibende Wirkung*, wenn man das Innentuch in kaltes Wasser gibt und dann sehr stark ausreibt. Die feuchten Innentücher werden, wie vorher beschrieben, möglichst faltenfrei um Füße und Waden gewickelt und bleiben zwischen 1/2 und 2 Stunden, wenn der Patient einschläft auch länger, liegen.

Friert der Kranke oder empfindet den Wickel als sehr kalt, gibt man nach dem ersten Außentuch eine heiße Wärmflasche an die Fußsohlen und wickelt jene mit der Wolldecke fest an die Füße. Warm zudecken!

Es dauert 10 bis 45 Minuten, bis die schweißtreibende Wirkung einsetzt. Jetzt den Wickel je nach Kreislaufsituation noch 10 bis 15 Minuten belassen. Den Körper „dampfen" lassen. Danach den Kranken Stück für Stück, also Gesicht, ein Arm, anderer Arm, ein Bein und so weiter mit einem feuchten kalten Tuch abreiben und gründlich trocknen. Der restliche Körper bleibt jeweils zugedeckt. Frisches Hemd anziehen, zudecken, mindestens eine Stunde nachruhen! Diesen Wickel maximal zweimal täglich mit einem Mindestabstand von vier Stunden anwenden, da sonst die Kreislaufbelastung zu groß ist.

b) Bäder:

Nicht unterschätzen sollte man die Wirkung der *Fußbäder*. Das absteigende Fußbad wirkt *wärmeentziehend*. Ein ausreichend großes Gefäß nehmen, die Füße müssen gut nebeneinander Platz haben, das Wasser muß bis zu den Waden reichen.

Warm beginnen, langsam kaltes Wasser zulaufen lassen. Der Körper sollte dabei bekleidet sein, man darf nicht frieren!

Erwärmend wirkt das ansteigende Fußbad: Lauwarm beginnen, nach und nach heißes Wasser zulaufen lassen, bis die Temperatur gerade noch erträglich ist. Dauer: 10 bis 15 Minuten.

Dieses Bad hilft sehr gut gegen Einschlafschwierigkeiten aufgrund kalter Füße!

Kreislaufanregend wirkt das Wechselbad. Dazu je einen Kübel mit warmem und einen mit kaltem Wasser vorbereiten. Warm beginnen, 2 – 3 Minuten, danach kalt, 15 – 30 Sekunden. Drei- bis fünfmal wechseln, immer kalt enden. Gut abtrocknen *oder* nicht abtrocknen, Baumwollstrümpfe und Wollstrümpfe anziehen, ins Bett und „dampfen" lassen!

c) Massage:

Die aus ganzkörperlicher Sicht absolut wirksamste Art der Fußmassage sowie die wirksamste Heilanwendung durch die Füße überhaupt ist die

Fußreflexzonenmassage!

III. Die Fußreflexzonenmassage (FRZM)

1. Entstehung und Entwicklung der FRZM

Krankheit und Schmerz haben die Menschen seit jeher bedrängt. Sie suchten sich davor zu schützen und Mittel dagegen zu finden. Ob Hochkultur oder primitive Stämme, immer findet man Hinweise auf Versuche, dem Mitmenschen zu helfen. Eine zentrale Bedeutung dabei hatte und hat immer noch die Schmerzbekämpfung.

Starker Schmerz ist etwas so Dominantes, daß alles andere daneben unwichtig wird. Einziges Interesse bleibt, diesen Schmerz loszuwerden.

In alten Kulturen findet man bereits Hinweise darauf, daß zur Schmerzbekämpfung Druckpunkte an den Händen und Füßen oder am ganzen Körper verwendet wurden. Die Chinesen etwa besaßen schon sehr früh diesbezüglich ein hohes Wissen. So haben die Grundzüge der Meridianmassage und der Akupunktur bis heute ungeändert Gültigkeit.

Auch andere Kulturen, wie etwa die Inkas, in Europa die Römer, setzten Druckpunkte ein. Das Wissen darum war im Volk weit verbreitet und wurde in den Familien weitergegeben.

Bei vielen Indianerstämmen gehörte die Druckpunktmassage ins Repertoire jedes guten Medizinmannes.

Das grundlegende Wissen um Möglichkeiten und Wirksamkeit jeglicher Reflexzonenarbeit kommt also aus dem Volk. Freilich war der Weg bis zur heutigen optimierten Methode weit.

Anfang dieses Jahrhunderts entwickelte der HNO-Arzt Dr. *Fitzgerald* in Amerika seine „Zonentherapie". Diese teilt den Körper in zehn Längszonen und bringt den jeweiligen Hand- und Fußbereich mit den in dieser Zone liegenden Organen in Verbindung.

Viel Entwicklungsarbeit leisteten auch Dr. *Riley* und dessen Gattin. Mit ihnen zusammen arbeitete einige Jahre Frau *Eunice D. Ingham* (gest. 1974), die durch ihre Bücher über die FRZM in Fachkreisen zum Begriff wurde:

„Geschichten, die die Füße erzählen können",
„Geschichten, die die Füße erzählt haben",

Rochester, N.Y., Selbstverlag 1938 bzw. 1963.

Bei Eunice Ingham lernte die deutsche Masseurin *Hanne Marquardt* die Reflexzonenmassage, brachte diese nach Europa und erweiterte sie durch eigene Erkenntnisse.

In der Folge beschäftigten sich immer mehr Menschen − Ärzte, Therapeuten, interessierte Laien − mit diesem Bereich der Massage. Nicht alle Erkenntnisse sind übereinstimmend. Griffempfehlungen divergieren ebenso wie Versuche der Erklärung der Wirkungsmechanismen.

Die Entwicklung kann heute keinesfalls als abgeschlossen angesehen werden. Jeder, der sich intensiv mit der Materie beschäftigt, wird an den eigenen und an anderen Füßen Neues finden.

Eine spezielle Stelle für diesen oder jenen Teil eines Organs, die exakte Lokalisation der Zonen aller Nerven und weitere ,,Feinheiten`` dieser Art sind aber nur für den erfahrenen Experten von praktischem Wert.

2. Wesen und Wirkung der FRZM

Um Wirkung und Zusammenhänge zu verstehen, ist es nötig, etwas weiter auszuholen.

Ein großes und wichtiges Organ des Menschen ist seine *Haut*. Sie stellt sowohl die Verbindung als auch die Abgrenzung zur Umwelt dar. Die vielfältigen Funktionen der Haut, wie Schutz, Wärmeregulation, Schmerz- und Temperaturempfinden sind wohl allgemein bekannt. An dieser Stelle interessiert besonders folgende Tatsache:

An und in der Haut und an der gesamten Körperoberfläche wurden Bereiche gefunden, die Organen beziehungsweise Organsystemen des Körpers entsprechen und diese beeinflussen können!

Relativ einfach zu verstehen ist dieser Umstand bei der Betrachtung der sogenannten *segmentalen Reflexzonen*. Es sind dies Abschnitte des Körpers, deren innere Organteile und äußere Bedeckung aus demselben Segment des Rückenmarks versorgt werden. Wärme- oder Kälteanwendung oder Massage einer segmentalen Reflexzone bewirken im entsprechenden Organ etwa eine bessere Durchblutung. Auf dieser Tatsache bauen anerkannte Therapien, wie die ,,Reflexzonenmassage nach Kohlrausch``, die ,,Bindegewebsmassage``, die ,,Nervenpunktmassage nach Cornelius`` und andere auf. Auch die ,,Head'schen Zonen`` gehören hierher. Die Wirkung wird auf nervalreflektorischem Weg erzielt.

Wesentlich schwieriger zu verstehen sind Therapieformen wie Akupunktur, Meridianmassage und die *Fußreflexzonenmassage*. Alle genannten Formen sind in ihren Grundzügen sehr alt. Ihr hoher Wirkungsgrad ist unbestritten. Doch niemand weiß im Detail zu erklären, *wie* die vielfältigen und gut steuerbaren Wirkungen zustande kommen. Man ordnet diese Formen deshalb ins große Gebiet der *Erfahrungsheilkunde* ein.

Zwar kann man inzwischen durch Messungen des Hautwiderstandes (und anderes) die exakte Lage von Meridianen, Akupunkturpunkten und Reflexzonen aufzeigen, doch gelang bis heute kein sogenannter ,,wissenschaftlicher Beweis'' ihrer Existenz. Es ist nicht erwiesen, wodurch die oftmals verblüffenden Wirkungen zustande kommen. Auch nicht, über welche Bahnen die gesetzten Reize laufen. Es konnte bis heute kein entsprechendes Substrat isoliert werden, man hat nichts gefunden!

Die Tatsache, daß man Akupunkturpunkte, Meridianverläufe und Reflexzonen nicht sehen kann (nur sensitiven, dazu begabten Personen gelingt es, sie zu sehen), daß aber sowohl die Punkte und Zonen ,,empfindbar'' und meßbar sind, erhärtet die Theorie des Wirkens über Energiefelder und -bahnen. Solche sind im lebenden Körper existent, können aber am Toten durch Sezieren logischerweise nicht gefunden werden.

Wir haben vielleicht nur noch nicht die technischen Möglichkeiten, Wesen und Wirkung (im gesamten) bildlich darzustellen und nachzuvollziehen.

Gehen wir also im konkreten Falle davon aus, daß die bei der FRZM gesetzten Reize nicht primär im stofflichen Körper, sondern im ,,*Energiekörper*'' des Menschen zum Tragen kommen. Über dessen Existenz berichtet bereits die Bibel; einige Menschen können den Energiekörper von Lebewesen sehen, die Kirlianfotografie liefert den bildlichen Beweis. Krankheiten, seelische und geistige ebenso wie körperliche, ergeben aufgrund geänderter Frequenzen ein geändertes Bild.

Wird eine zu hohe oder zu niedere Frequenz durch entsprechende Maßnahmen wieder normalisiert und der Mensch also wieder gesund, so ändert sich auch das Bild seines Energiekörpers wieder.

Gerade die FRZM ist ein wirksames Mittel zur Harmonisierung und Stabilisierung der *Körperfrequenzen*.

Vergleichen wir den Energiekörper mit der Erde, den Energiehaushalt des Menschen mit dem Wasserhaushalt unseres Planeten.

Aus dem Wasser kam das erste Leben, davon hängt jedes weitere Leben ab − vom Wasser im richtigen Maße und Zustand (Dampf, Wasser, Eis).

Stellen Sie sich alles Wasser der Erde bildlich vor, von der Quelle bis zum Meer, vom Regenwald bis zu den Eispolen, vom Sumpf bis in die Wüste, unterirdische Wasserläufe und Dampf in der Luft. Erinnern Sie sich an Meldungen über Dürren und Überflutungen.

Im rechten Maße am rechten Ort bringt das Wasser Leben, im falschen Maße den Tod.

Ebenso verhält sich die feinstoffliche Energie in unserem Körper: Sie schafft das Leben, sie formt es, sie nährt es. Fließt sie jedoch nicht so, wie sie soll, ,,stimmt die Verteilung nicht'', so gibt es Dürren und Überschwemmungen. Es kommt zu kleinen und großen gesundheitlichen Katastrophen.

Diese feinstoffliche Energie (bioelektromagnetische Energie, Plasmaenergie, Od) beziehungsweise der organgebundene Teil dieser Energie läßt die Schattierungen der Bilder der Kirlianfotographie entstehen. Man erkennt auf diesen Bildern Bereiche, deren Schwingungen sich in ihrer Frequenz vom übrigen Körper unterscheiden; Bereiche also, innerhalb deren eine geänderte Energiesituation herrscht. Die östliche Medizin würde sagen, dieser oder jener Bereich befindet sich im Zustand der Fülle oder der Leere, und würde ,,Yin – '' oder ,,Yang – Energie'' zufügen oder gegebenenfalls aus dem betroffenen Gebiet (Organ) ableiten.

Sehr gut beeinflußbar ist die jeweilige Energiesituation durch die FRZM.

1. Gesunder Mensch – Harmonie

Idealer Spannungszustand der bioelektrischen und der biomagnetischen Energie, optimale Funktion aller Organe.

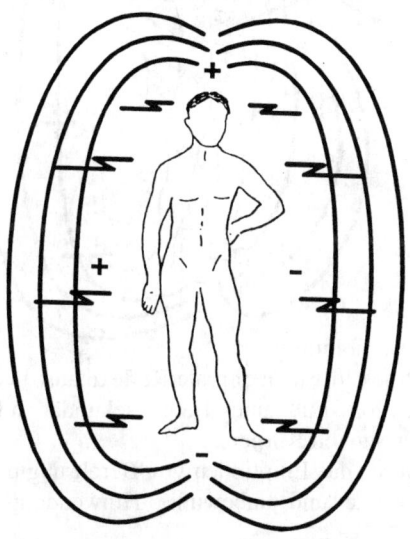

2. Störeinwirkung, Erkrankung
(Beispiel: Ärger → Verkrampfung der Galle)
Eine Störeinwirkung verursacht lokale – kleinere und größere – veränderte Kraftfelder mit nicht körpergerechter Spannung und geänderter Frequenz. Die mit dem betroffenen Körperteil korrespondierenden Bereiche „leiden" mit, auch die entsprechenden Reflexzonen.

Der Mensch ist nicht „in Form"!

Die geänderte Energiesituation bewirkt eine Potentialverschiebung, in der Folge gerät der Säuren-Basen-Haushalt des Körpers in Unordnung. Die Körperflüssigkeiten ändern ihre Ladung und ihre Fließgeschwindigkeit. Was durch die jetzt verminderte Gesamtleistung nicht mehr „mitgeschleppt" werden kann, wird, zunächst nur vorübergehend, deponiert. Es sind dies kristalline Ablagerungen, Gelosen, Cholesterin, Kalk und anderes mehr in den unterschiedlichsten Körperbereichen, auch in den FRZ.

Trifft nun ein adäquater Reiz auf eine FRZ, so bewirkt dieser folgendes:

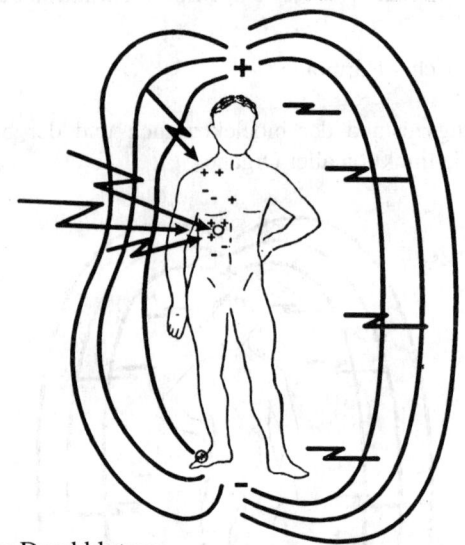

3. Behandlung

a) Förderung der Durchblutung
Vor allem durch Druck löst man nervale Reflexe aus. Diese bewirken eine Mehrdurchblutung von Fuß und Bein; sekundär auch eine bessere Durchblutung des gesamten Körpers.

Daneben wird durch das Empfinden von Berührung und mehr noch von Schmerz eine bewußte und unbewußte Hinwendung zum Geschehen erreicht.

b) Beeinflussung von Spannung und Frequenz

Über energetische Reflexe, unter anderem ausgelöst durch Friktionen, kommt es zu einem energetischen Schub, zu einer Art „Minischock" in der Reflexzone. Dieser wirkt als Reizauslöser, die Energiesituation des zur Reflexzone gehörenden Körpergebietes wird beeinflußt.

Der Reiz an der Reflexzone induziert also einen Spannungsauf- oder -abbau im Bezugsorgan und beeinflußt dessen Frequenz.

c) Energie wird zugeführt

Die stark negativ geladenen Füße (siehe Zeichnung 1) sind in der Lage, positiv geladene Energie aus der Umgebung, so etwa vom Boden, direkt aufzunehmen. Die Hände sind im Gegensatz zu den Füßen positiv (rechts) und negativ (links) geladen, geben bei der FRZM etwas von dieser Ladung an die Füße ab, und bringen dadurch den gesamten Energiefluß in Schwung. Bei der Behandlung der Füße durch eine andere Person kommt dieser Effekt etwas stärker zum Tragen als bei der Selbstbehandlung.

Zudem wird die in den Ablagerungen der Reflexzonen verfestigte und blockierte Energie durch die Massage gelöst, steht dem Menschen also wieder zur Verfügung.

d) Der „weiße Fleck"

Die Ausführungen über Wesen und Wirkung der FRZM entsprechen dem momentanen Stand des Wissens beziehungsweise Nicht-Wissens. Hier hat die physikalisch-medizinische Forschung noch ein großes Aufgabengebiet.

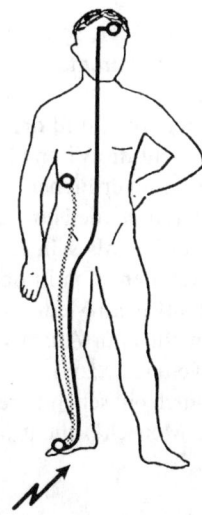

Energetischer Reflex induziert Spannung im Erfolgsorgan und beeinflußt die Frequenz; verläuft überwiegend in der jeweiligen Körperhälfte.

Die behandelnde Hand bringt neue Energie ein und löst gebundene Energie des Körpers.

Nervaler Reiz trifft Rückenmark und Gehirn, löst Mehrdurchblutung aus, macht den Vorgang bewußt. Ein Großteil der nervalen Reize wechselt die Seite!

Weißer Fleck: Alles was man über die Wirkung der FRZM noch nicht weiß!

3. Anwendungsbereiche und Grenzen der FRZM

Bei der Behandlung der Fußreflexzonen ist vor allem wichtig zu wissen, was man erreichen möchte:

- Eine deutliche Frequenzsteigerung eines umschriebenen Bereiches (Aktivierung, Tonisierung),
- ein gezieltes Absenken der Frequenz (sedieren, beruhigen)
- oder eben eine wiederholte Hilfe zur Harmonisierung eines an sich gesunden Körpers.

> *Es genügt dazu keinesfalls, die Lage der Zonen zu kennen. Man muß erst den Ist-Zustand des Menschen in seiner Einheit erfassen, um ihn dann behutsam mit dem rechten Maß der geeigneten Mittel einem harmonischen und doch spannungsvollen Gleichgewicht nahezubringen.*

Gleichgewicht kann man sich anhand einer Waage gut vorstellen. Denken Sie sich beide Waagschalen mit demselben Gewicht gefüllt; es herrscht Gleichgewicht. Dieses kann gestört werden, indem etwas zugefügt oder etwas weggenommen wird.

Wird in einer Schale etwas zugefügt, so kann das Ungleichgewicht logischerweise nur behoben werden, indem man das Zugefügte wieder entfernt.

Übertragen auf einen Menschen hieße das folgendes: Treffen zum Beispiel Grippeviren auf einen Menschen und dringen ein, so erkrankt dieser Mensch akut. Sein Körper erkennt die Viren als Störung und sucht sie loszuwerden. Zu diesem Zweck erzeugt er Fieber, das die Viren tötet. Der Körper hat das ,,zuviel'' auf für ihn schnellstmöglichem Wege beseitigt.

Der Mensch denkt häufig anders als sein Körper. Er versucht das Ungleichgewicht zu beheben, indem er auch in der zweiten Schale etwas zufügt. In obigem Falle ist das häufig ein Medikament, daß das Fieber unterdrückt, die Grippe erst gar nicht zum Ausbruch kommen läßt.

Jedes ,,zuviel'' durch ein weiteres ,,zuviel'' an der anderen Waagschale zu kompensieren ergibt zwar auch ein scheinbares Gleichgewicht, doch ewig hält das die Waage (und der Mensch!) nicht aus. Die Überlastung führt zum Zusammenbruch.

Ein anderes Beispiel: Nach einem langen, anstrengenden Tag sinkt die Waagschale ab: Streß, Müdigkeit und Hunger haben die Kraft geraubt, der Körper fordert mit Recht Essen und Schlaf. Doch der Mensch befindet: heute habe ich keine Zeit zum Ausruhen. Kaffee und Zigaretten in „ausreichender" Menge nehmen dem Körper das Gefühl von Hunger und Müdigkeit; das Gleichgewicht ist scheinbar wiederhergestellt. Nur scheinbar, weil jetzt beide Waagschalen leichter sind. Diese beiderseitige Minderung der Belastung kann man eine ganze Weile ohne sichtbare Schäden fortführen, bis hin zur Aufhebung jeglicher Belastbarkeit.

Und dann fragen sich alle: Wieso der, der war doch immer gesund?

Wir möchten Sie zum Nachdenken anregen! Wir möchten Sie auffordern, sich niemals mit einem scheinbaren Gleichgewicht zufriedenzugeben! Betrachten Sie den Körper als ein technisches Hilfsmittel, das für die Dauer des Aufenthaltes auf dieser Erde zur Verfügung steht. Energieverwertung, Fortbewegung, Kommunikation – kein anderes Lebewesen hat vergleichbar günstige Voraussetzungen für seine Entwicklung.

Durch den Körper machen Geist und Seele sich die Welt untertan. Geist und Seele sollten Achtung und Wissen genug haben, den Körper gut zu pflegen.

Am Beispiel der Waage als Belastungs- und Gleichgewichtsmesser wird deutlich, daß jegliche Vorsorge und Heilhilfe nur dann eine echte Hilfe ist, wenn sie an der richtigen Seite ansetzt, das Richtige weg- oder gegebenenfalls eben dazugibt. Daß ein Laie nicht auf Anhieb in der Lage ist, zu entscheiden, was jeweils notwendig ist, ist wohl jedem klar. Das ist im Krankheitsfalle Sache des verantwortungsvollen Arztes oder Heilpraktikers.

Doch sollte jedermann bemüht sein, die Zusammenhänge zu erkennen, und bestrebt sein, ein spannungsvolles Gleichgewicht aufrechtzuerhalten.

Achtung: Grenzen für die Selbst- und Partnerbehandlung

So wertvoll die FRZM auch ist, in einigen (wenigen) Fällen kann und darf sie nicht angewendet werden. Es sind dies:

1. Hindernisse an den Füßen selbst: Ausschläge, sehr starker Fußpilz, Entzündungen, gichtische Schwellungen, offene Verletzungen, Verbrennungen, akut schmerzhafte Füße etc.

2. Jede Art von ansteckenden Krankheiten.

Sehr großes Wissen und Erfahrung sind Voraussetzung

1. bei jeglicher Art schwerer manifester Krankheiten,

2. bei schwangeren Frauen,

3. bei sehr kleinen Kindern und sehr alten Menschen.

4. Die „natürliche" FRZM

Das Barfußlaufen (ein Loblied auf die Füße)

Die Füße, besonders die Fußsohlen, sind „Kontaktstellen" des Lebens. Nicht nur der Kontakt mit dem Boden, der Erde, dem unmittelbaren Standort ist mit den Füßen möglich, auch die Kontaktaufnahme mit der Umgebung, der Ferne wird durch die Füße ermöglicht.

Was hilft es, wenn das Auge in die Weite sieht, das Ohr aus der Ferne hört; was hilft es der Hand und den Fingern, die dies alles „begreifen" möchten, wenn nicht die Füße wären, die uns zu diesen Begegnungen hintragen. Erst sie geben uns den Freiraum, aus Gefahren zu fliehen und unser Leben in Sicherheit zu bringen.

Unsere Füße: Sie tragen sehr viel dazu bei, daß wir die Welt – unsere Erde – froh und freudig erleben und erwandern dürfen.

Sie sind aber auch sonst Vermittler. So, wie sie uns zu allem Schönen bringen, werden innere Zustände über Beine, Füße und Fußsohlen nach außen vermittelt.

Die natürlichste FRZM ist das Barfußlaufen. Im Zuge der evolutionären Entwicklung lernte der Mensch, auf zwei Füßen aufrecht zu gehen: ein sehr wichtiges Ereignis für die Weiterentwicklung zum heutigen Menschen.

Die ehemalige Bedeutung des Fußes für die Lebenssicherung, die Entdeckung der Umwelt, für die Eroberung neuer Lebensräume können wir nur noch bei Naturvölkern und deren Lebensweise erahnen. Obwohl der frühe Mensch weder Rad, Auto noch Pferd hatte, siedelte er sich – zu Fuß – in der ganzen Welt an. Barfuß ist er aus dem zentralen Afrika aufgebrochen, um sich über die Welt zu verbreiten.

Keine „Tiergattung", außer den Affen, besitzt ähnliche Hände und Füße wie der Mensch. So mag gerade das „Sich-Aufrichten" auf zwei Beine mit derart gestalteten Füßen der Ursprung für die Entwicklung des Gehirns sein.

Dadurch, daß das ganze Körpergewicht plötzlich über die Fußsohlen auf den Boden drückte, wurden auch die Reflexzonen mehr als sonst stimuliert. Der ehedem barfuß laufende (Vor-)Mensch brachte, ohne es zu wissen, auch in sein Gehirn mehr Reflexreize hinein – und er begann, sich schneller zu entwickeln !?

Von diesem Zeitpunkt an bis zu unseren Tagen lernte das Unterbewußte im Menschen auch auf die verschiedenen Empfindungen der Füße beim Kontakt mit dem Boden zu achten. Reparatursysteme wurden entwickelt und ausprobiert, so auch die mögliche Nutzung der Einwirkungen beim Barfußlaufen über das Gelände. Reflexgebiete wurden aufgebaut, Reflexe erkannt und, sofern nutzbringend, entsprechend codiert und in den unbewußten Ablauf des Lebens eingebaut. Nicht brauchbare, wiederkehrende Reflexereignisse aber wurden als Schmerz ins Bewußte gebracht. So können wir auf solche Einwirkungen reagieren.

Wir sind noch zu wenig weit weg vom tagtäglich barfuß laufenden Wesen. So hat unser Körper (in der Gesamtheit) die evolutionär erworbene Erwartung in bezug auf die Fußsohlen in Verbindung mit dem Gehen nicht „vergessen". Das bedeutet aber, wenn wir zu gehen beginnen, erwartet das Unterbewußte, daß der eine oder andere spitze oder harte Gegenstand am Boden sich in die Fußsohle drückt. Er erwartet auch, daß solcher Druck reflektorisch in zugehörige Körpergebiete wandert. (Darüber hinaus sind wir sicher auch „geschult" worden, auf „allzu spitze Steine" zu achten.)

Durch die Entwicklung der Fußbekleidung bis hin zu unserem heutigen Schuh wurde der Fuß immer mehr vom Natürlichen abgetrennt.

Da in dieser Zeit – besonders in unserer westlichen Zivilisation – der Schuh schon zur täglichen Bekleidung gehört, wird der Fuß kaum noch, und wenn, dann eben zu wenig, barfuß benutzt. Weil aber der Fuß im Schuh steckt, wird die im Unterbewußten verankerte Erwartung beim Gehen nicht erfüllt.

Sie wissen auch sonst, wie weh unerfüllte Erwartungen tun! Schmerzhaft bis in die Seele.

Der heutige Schuh ist zudem nicht förderlich, da er mit weitgehend glatter, ebener Innenfläche – dem sogenannten Fußbett – dem Fuß den ganzen Tag über ein und dieselbe ebene Fläche anbietet.

Von Natur aus ist aber der Fuß so informiert (Code), daß sich beim Gehen das Gelände (= der Boden) fortwährend ändert. (Hügel und Täler, Bodenwellen und ebene Teile wechseln einander ab.) Darüber hinaus sind die Füße in ungeeigneten Schuhen so eingezwängt und örtlich fixiert, daß negative Reflexwirkungen die Regel sind. Im Unterbewußten fehlt die Erfüllung der Erwartung, es tritt darüber hinaus sogar eine Störung dieser

Erwartungshaltung ein. Es kann zu seelischen Konflikten und körperlicher Krankheit kommen.

Mit der FRZM können wir das Barfußlaufen gut nachahmen. Der Fuß (mit Körper und Unterbewußtsein) erkennt die eigentliche Täuschung nicht und gibt die (Massage-) Empfindungen als annähernd Ähnliches wie das Barfußlaufen zur Erfüllung der Erwartung weiter.

Barfußlaufen ist also die natürlichste FRZM. Dies sollten Sie sich einprägen, und immer, wo es nur möglich ist: Gehen Sie barfuß!

Eine Anregung: ,,Auf zum Mini-Strandlauf!''

Je mehr sich im Laufe der Jahreszeiten der Sommer verliert, dem kühleren Herbst und schließlich dem kalten Winter Platz macht, um so mehr werden die Füße in dicke Socken und oft in luftundurchlässige Schuhe und Stiefel gesteckt.

Wer an Schweißfüßen leidet, kann ein Lied davon singen, wie naßkalt und unangenehm sich die Füße anfühlen, trotz − oder gerade wegen − der warmen Fußbekleidung. An sich sollten luftundurchlässige Schuhe nicht getragen werden.

Aber auch dann, wenn keine unangenehmen Schweißfüße vorhanden sind, leiden viele Menschen an kalten Füßen. Kaum eine Maßnahme ist geeignet, einen derartigen Zustand zu ändern.

Für eine gewisse Zeit hilft ein warmes Fußbad, ein Spaziergang, auch Gymnastik oder die Bewegung bei der Arbeit.

Sicherlich gibt es eine ganze Menge von Ursachen. Es muß aber nicht immer gleich ein krankhafter Zustand sein, wie Durchblutungsstörungen in den Beinen oder allgemeine Kreislaufbeschwerden. Bei andauernd kalten Füßen ist es ratsam, den Arzt zu fragen.

Eine Ursache für kalte Füße ist auch darin zu finden, daß der Kontakt der Fußsohle mit dem Boden verloren geht, wenn die Füße einen ganzen lieben Tag hindurch so dick angezogen sind. Dadurch wird die naturgemäß nötige Belastung der Fußsohlen so stark abgemildert, daß der notwendige Druck auf die Fußsohlen beim einfachen Gehen während des Tages nicht ausreicht, die entsprechende nervliche Erregung hervorzurufen.

Wir wissen aus der Lehre der Reflexzonenmassage, wie sehr alle Körpergebiete über die Fußreflexzonenarbeit erreicht werden können. Dies gilt auch für die Füße selbst. Sie werden dadurch entspannt und warm.

Sofern man die Reflexzonenmassage nicht selbst durchführen kann und auch Therapeuten nicht zur Verfügung stehen, kann man sich mit den unterschiedlichsten Geräten helfen. Es gibt eine Menge derartiger Geräte und Hilfsmittel, über deren Anwendung und Wirkung Sie an anderer Stelle mehr erfahren werden.

Unser besonderer Tip, um die Füße auch im Winter warm zu halten: Besorgen Sie sich eine Kiste, etwa 50 – 60 Zentimeter breit, 80 – 100 Zentimeter lang und etwa 15 Zentimeter hoch. Wer etwas geschickt ist, kann sich die Kiste mit Boden auch selbst zusammenbauen.

In diesen Rahmen geben Sie eine gut durchgewaschene Mischung aus gröberem Sand und verschieden großen Steinen (Bachschotter). Eventuell auch noch einen größeren, etwas kantigeren Stein. Wie gesagt, alles gut durchgewaschen und getrocknet.

An einem möglichst warmen Platz in der Wohnung, oder im Bad oder direkt am Bett aufgestellt, steht dieser nachgeahmte ,,Sandstrand'' jederzeit zur Verfügung.

Machen Sie so oft als möglich einen kurzen ,,Strandlauf'' in Ihrer Kiste. Mit bloßen Füßen natürlich! Schnell werden Sie erfahren, wie wohltuend der manchmal sogar schmerzhafte Druck der Steinchen vom Körper empfunden wird. Die Füße werden warm und leicht. Den größeren, kantigeren Stein benutzen Sie dazu, die härteren Partien am Fuß fester bearbeiten zu können.

Für ältere Personen empfiehlt sich ein Stuhl oder Tisch nahe an der Kiste. Man kann sich darauf stützen, und es gelingt so leichter, das Gleichgewicht zu halten. Auch kann schneller entlastet werden, wenn ein Punkt am Fuß sehr schmerzhaft sein sollte.

Geradezu notwendig ist so eine Kiste für die Kinder – für Gesundheit, Lernfreude und Wachstum.

Teil B: Was man über die FRZM wissen muß: Die theoretischen Grundlagen

I. Was ist bei der FRZM zu beachten?

1. Lagerung bei Selbst- und Partnerbehandlung

Eines der wichtigsten Teilgebiete bei der FRZM ist, für den zu behandelnden Menschen jene körperliche Lagerung zu finden, die ihm (und dem Behandler) am angenehmsten erscheint.

Selbst die beste Massagearbeit wird abgewertet, wenn in einer verkrampften Haltung gearbeitet wird.

Bei der Selbstbehandlung vor allem muß jeder für sich herausfinden, in welcher Lage und mit welchem „Trick" er am besten an seine Füße heran kann. Denn die wenigsten Personen sind so schlank und beweglich, daß sie in jeder Lage arbeiten können. Wesentlich leichter ist es bei der Partnerbehandlung. Auch bei der Selbstbehandlung bestimmter Reflexzonen durch Drücken der Fußsohle gegen eine Kante oder ein Eck braucht man sich um eine „Lagerung" weniger Sorgen machen. Ob Sie nun Ihre Füße liegend gegen eine Wand, stehend oder sitzend gegen sonst einen geeigneten Gegenstand drücken, ist für den gesuchten Zweck unerheblich.

Sowohl bei der Selbst- als auch bei der Partnerbehandlung ist die Auswahl des jeweils geeigneten Ortes und auch der „Unterlage" Ihnen selbst überlassen. Ob Sie die FRZM jetzt im Büro, im Studio oder in der Wohnung durchführen und dabei ein Bett, einen Stuhl oder die Badewanne benutzen, bleibt unbenommen. Den besten Ertrag bringt die gute Arbeit!

Eine Übersicht von Lagerungen, die sich in der Praxis bewährt haben:

a) Selbstbehandlung

Sitzend — mit angewinkeltem Bein — Fuß auf dem anderen Oberschenkel liegend
— angestelltes Bein — Fuß auf Sitzfläche ruhend
— im Schneidersitz — Fuß auf der Sitzfläche liegend

	– auf jeweils einem Bein sitzend – Fuß liegt unter dem Gesäß, ist neben dem Körper erreichbar
	– ausgestrecktes bis leicht angezogenes Bein – bei Druck auf Kante oder Eck
Stehend	– mit ausgestrecktem bis leicht angehobenem Bein – bei Druck auf Kante oder Eck, auf Leiter stehend (Sprossenwand)
Liegend	– mit ausgestrecktem bis leicht angewinkeltem Bein – bei Druck gegen Eck, Kante oder Wand

Bewährt hat sich auch eine halb liegende, halb sitzende Position auf Couch oder Fauteuil-Fernsehstuhl, sowohl bei der Selbstbehandlung als auch bei einer spät abendlichen FRZM-Betreuung durch den Partner.

b) Partnerbehandlung

Sitzend	– mit ausgestrecktem bis leicht angewinkeltem Bein – Fuß liegt auf dem Oberschenkel des gegenüber sitzenden Partners auf. (Es empfiehlt sich, ein Handtuch unterzulegen, vor allem, wenn mit Öl gearbeitet wird).
Liegend	– mit ausgestreckten Beinen. Der Bequemlichkeit wegen kann das nicht bearbeitete Bein (Fuß) auch angewinkelt werden. Das benötigte Bein ruht dabei auf einer eher weichen Unterlage (Kissen). Der Fuß ragt darüber hinaus, so daß er vom Behandler erfaßt werden kann. Der Behandler kann jedoch auch bequem am Fußende sitzen. Der zu behandelnde Fuß liegt dann auf seinem Oberschenkel.

Jedermann sollte sich einprägen: Der wichtigste Moment in Sachen Lagerung ist Bequemlichkeit und entspannte Haltung. Bei der Selbstbehandlung ist dies manchmal eine etwas schwierige Aufgabe, da das Anziehen der Beine, die Anstrengung durch die Arbeit und die dabei auftretenden Schmerzen im direkten Widerspruch mit dem „Los-Lassen-Sollen" stehen. Wenn Sie aber die ausgelösten Empfindungen gedanklich als ein positives Geschehen betrachten, als etwas „schmerzlich Heilsames", werden Sie erleben, wie gut Sie mit Ihrem *Tun* zurechtkommen.

Lassen sie sich – sowohl bei der Selbst- als auch bei der Partnerbehandlung – ganz in das (Heil-)Geschehen hineinfallen.

2. Richtiges Anfassen

Einstimmung zur Bereitschaft

Vor Beginn einer FRZM bedarf es auch einer gewissen Einstimmung dazu. Nur wenn jemand für ein Tun bereit ist, wird er dieses − zumindest annähernd − gut ausführen.

Jedoch auch der zu Betreuende sollte zur Behandlung bereit sein. Das gilt sowohl für die Stunde als auch für gewisse Zeitabschnitte. Sei es nun bei einem Kind oder sonstigen Familienmitgliedern, die Zustimmung sollte vorhanden sein. Wenn die FRZM erst einmal in der Familie verankert ist, braucht die Bereitschaft dazu nicht mehr geweckt werden. Sehr oft wird dann die FRZM geradezu gefordert. Vor allem dann spontan, wenn etwas weh tut oder sich jemand sonstwie nicht wohl fühlt. Dann ist schneller jemand bereit, an sich selbst oder vom anderen „Hand" anlegen zu lassen oder anzulegen. (Dieser Umstand beinhaltet einen großen Vorzug; wenn in Familien der Umgang mit der FRZM beherrscht wird, kann eingegriffen werden, wenn die größte Bereitschaft [und Not] vorhanden ist. Auch für sich selbst ist man dafür nicht immer bereit. Sie haben sicher schon des öfteren den einen oder anderen Termin beim Therapeuten verwünscht oder gar „versäumt", weil Sie einfach keine Lust dazu hatten; Sie waren nicht bereit!)

Zeiteinteilung

Für Ihre Arbeit sollten Sie einen annähernd genauen Zeitplan einhalten, um die Intervalle nicht zu unregelmäßig zu gestalten. Als Ausnahme sollte nur das Ausmassieren kleiner Unpäßlichkeiten gelten, die mit ein bis zwei Behandlungen zu beseitigen sind. Bei größeren Störungen und kurzzeitiger Anwendung bitte regelmäßig behandeln.

Abschirmen von Störungen

Zur weiteren Vorbereitung sollten Sie sich vergewissern, daß Sie für die paar Minuten Ihrer FRZM-Arbeit (täglich ungefähr 1/4 Stunde, siehe Seite 131 f.) wirklich ungestört sind. Sie selbst, besonders aber Ihre Kinder, sollten vorher noch auf die Toilette gehen. Sie sollten während der kurzen Zeit für niemanden erreichbar sein, auch am Telefon nicht! Dagegen hat sich leichte Musik als positiver Einfluß erwiesen. Sie wirkt entspannend und – besonders bei Kindern – auch ablenkend. Das ist besonders am Anfang, bis die FRZM in der Familie aufgenommen ist, von Vorteil, da zu genaues Bobachten des Arbeitens des Behandlers und der Vorgänge eine ganz wesentliche Störung bedeuten kann.

Auch der Körpergeruch könnte – besonders für den Behandler – störend sein. Ein vorheriges, angenehm warmes Fußbad ist von Vorteil, wie ja allgemein ein Bad vor der FRZM schon wegen der Entspannung zu empfehlen ist.

– Füße beobachten:

Prägen Sie sich Ihre Füße und die Ihrer Familienmitglieder gut ein. Sowohl die Form, Farbe wie auch die sonstige Beschaffenheit eines Fußes können sich durch Erkrankungen sehr wesentlich verändern. Vielleicht schreiben Sie Ihre Eindrücke auf, um solche Veränderungen besser in Erinnerung halten zu können. Vielfach ist es ja so, daß die Füße auf Erkrankungen schon ,,reagieren'', bevor die Störung körperlich erkennbar wird. Sie können dann rascher und gezielter eingreifen.

– Gute Gedanken:

Verwenden Sie einige gute Gedanken für Ihre Füße. Sie sind ja Vermittler zur Umwelt, geben Stand(haftigkeit) und sind zudem noch Träger von Informationen im Geschehen um Gesundheit und Krankheit. (Die FRZM baut auf diese ,,Fähigkeit'' der Füße auf.)

– Direkte Kontaktaufnahme durch Berührung:

So vorbereitet, beginnen Sie jedoch nicht gleich mit Ihrem FRZM-Programm, sondern nehmen Ihre Füße – einen nach dem anderen – in die Hände, schützend und liebkosend für kurze Zeit. Streichen Sie über die Füße, drehen und bewegen Sie sie. (Merken Sie sich dabei auftretende Schmerzen oder auffällige Stellen, die Sie später in Ihre Arbeit einbauen.)

Diese Vorbereitung zur FRZM, hier mehr zugeschnitten für die Selbstbehandlung, gilt selbstverständlich – mit Abwandlung – auch für die Betreuung von Familienmitgliedern oder in der Partnerschaft. Wenn es auch den Anschein hat, als würde hier etwas ganz Natürliches, ,,schon Bekanntes", breit und ausführlich beschrieben werden, so muß dem entgegengehalten werden, daß es gerade diese sogenannten Kleinigkeiten sind, nach denen oft gefragt wird. Aus Erfahrung wissen wir, daß sich sehr wenige Leute Gedanken um die Füße machen, schon gar nicht darüber, wie sie mit ihren Füßen Kontakt aufnehmen können.

3. Grifftechnik

Wenn Sie dieses Kapitel gelesen haben, werden Sie verstehen, daß es keinesfalls gleichgültig ist, *wie* man die Füße massiert!

Jeder Griff, richtig angewendet, hat seine spezifische Wirkung. Um diese gezielt einsetzen zu können, ist es unbedingt notwendig, die Griffe sorgfältig zu erlernen und zu üben!

Probieren und üben Sie die Griffe anfangs am eigenen Oberschenkel (oder am Arm), bearbeiten Sie *nie* sofort und ungeübt die Füße! Sie könnten damit massive Irritationen und Überreaktionen auslösen! Erst wenn Ihnen alle Griffe geläufig sind und Sie deren Wirkung theoretisch kennen, massieren Sie an Ihren (oder anderen) Füßen. Arbeiten Sie dabei anfangs immer entsprechend dem Grundprogramm (siehe Seite 123 ff.).

Ein paar Worte zu den Fingernägeln

Diese müssen keinesfalls *sehr* kurz geschnitten sein, dürfen aber auch nicht übermäßig lang sein. Die optimale Länge haben Fingernägel dann, wenn bei der Betrachtung der Fingerbeeren (Handinnenfläche) die Nagelränder gerade noch erkennbar sind. Ein etwas zu langer Fingernagel ist bei der Massagearbeit aber günstiger als ein zu kurzer. Die Fingerbeeren werden dann nicht so schnell schmerzhaft.

Ermüdung der Hände

Vor allem zu Beginn Ihrer Übungen werden Sie sich wundern, wie rasch Ihre Hände und Arme durch die ungewohnte Arbeit ermüden. Um die Anstrengung bei der Massage möglichst gering zu halten, beachten Sie bitte folgendes:

– Arbeiten Sie nicht nur mit dem Daumen, setzen Sie auch die anderen Finger ein.

– Wechseln Sie sowohl die Finger als auch die Hände beim Massieren ab.

– Achten Sie darauf, immer ein ,,Widerlager", einen Gegendruck zum arbeitenden Finger beziehungsweise zur arbeitenden Hand zu haben, dadurch wird sowohl die Führung (Bewegung) als auch die Druckübertragung erleichtert. Man kann gezielter massieren als ,,mit dem Daumen frei im Raum". Meist gibt die zweite Hand den Halt, manchmal auch ein oder mehrere Finger.

– Ist kräftiger Druck verlangt, können auch die Fingerknöchel eingesetzt werden. Durch sie überträgt man starken Druck ohne große Anstrengung, da die Kraft aus dem ganzen Arm kommt.
Auch ein gebeugter, im Grundgelenk leicht abgewinkelter Finger ist leichter zu stabilisieren als der gestreckte Daumen. Finger abwechseln!

– Verwenden Sie gegebenenfalls Hilfsmittel (siehe Seite 67 ff.). Gerade bei der Selbstbehandlung ist es manchmal unmöglich, den nötigen Druck entsprechend lange mit der Hand oder mit den Fingern zu übertragen, vor allem wenn dieser Schmerzen bereitet (siehe dazu: Behandlung akuter Erkrankungen). Es ist gar nicht so leicht, sich selbst diesen manchmal notwendigen Schmerz zuzufügen! Das reflektorische Verkrampfen der Hand vermeiden Sie, wenn Sie Körpergewicht beziehungsweise -kraft und Hilfsmittel einsetzen.

Empfindungen bei der FRZM

Bei der Berührung der Füße kommt es zu – an sich bekannten – Empfindungen. Man selbst ist, aber auch viele andere Menschen sind, an den Füßen sehr kitzelig. Gerade wegen dieser Berührungsempfindlichkeit scheuen manche Personen vor der FRZM zurück.

Am meisten ruft die ganz leichte Berührung das Kitzelgefühl hervor. Es ist daher nötig – zumindest am Anfang –, die Füße mit beiden Händen anzufassen. (Siehe: Richtiges Anfassen, Seite 56)

Innerhalb der FRZM-Therapie werden die bei der Arbeit auftretenden Empfindungen, vor allem die Schmerzen, zur Steuerung der Therapie eingesetzt. Wir haben ja gehört, daß Reflexzonen durch gesundheitliche Störungen schmerzhaft werden können. Bei der FRZM-Arbeit reagieren solche Gebiete dann vermehrt schmerzhaft und geben uns damit Hinweis auf mögliche Erkrankungen im zugehörigen Körpergebiet. Die Massagearbeit ist dann schmerzhaft. Der Schmerz aber ist positiv, da er mithilft, die Störung auszuheilen. (Sicherlich darf die Massagearbeit nicht dazu benutzt werden, um dem anderen ,,Schmerzen" zuzufügen! Wie die Erfahrung zeigt, machen dies viele Anfänger. Leider!)

Der geübte FRZM-Anwender nutzt den Schmerz, um seine Arbeit zu regulieren. Versuchen Sie auch deshalb, bevor Sie an andere herangehen, bei sich selbst Schmerz und Empfindungen zu erfahren und in den ,,Griff" zu bekommen. Dann haben Sie eine weitaus bessere Ausgangsposition.

In der Indikationsliste wird gelegentlich empfohlen, den Fingernagel einzusetzen. Durch einen kurzen, kräftigen Druck (schmerzhafter ,,Schuß") gelingt es oft, die in der Organzone gebundene, verhärtete Energie zu aktivieren und in der Folge freizusetzen (siehe dazu Wesen und Wirkung der FRZM).

Die Griffe für die FRZM
(nach Soder-Feichtenschlager/Weiglhofer)

Zeichen	Benennung bzw. Kurzbeschreibung
W:	*Wirkung* auf das massierte Gebiet und reflektorische Wirkung im Körper.
F:	Beeinflussung der *Frequenz* des zur Reflexzone gehörenden Organes/Körpergebietes durch diesen Griff.
G:	Gibt an, bei welcher Art von *Geschehen* bzw. Zuständen in Reflexzone und Körper vorwiegend dieser Griff verwendet wird.
T:	*Technik*. Erklärt, welcher Teil der Hand wie massiert, nennt günstige Hilfsmittel.
I:	Beispiele von *Indikationen*, bei denen dieser Griff zum Einsatz kommt.

1. *Leichte unterbrochene Berührung* $=\!\!=\!\!\longrightarrow$
   (überlappendes Streichen)

W: öffnend; erste sanfte Kontaktaufnahme, ,,einschmeicheln'' in den Körper, vertraut machen.

F: Frequenzsteigernd

G: – Zu Beginn und als Abschluß einer FRZM;
    – um vorwiegend im psychischen Bereich zu beruhigen, diesen Griff wiederholt während einer FRZM einsetzen (hier vor allem den Handrücken).

T: Mit Hand- oder Fingerrücken, auch mit den Fingerkuppen, sanft arbeiten.
Leichtes Streichen (5 Zentimeter und mehr), absetzen und abheben, *überlappend* wieder ansetzen und in dieselbe Richtung weiterstreichen. Versetzt wiederholen.

I: Zum Beispiel
    – bei Überreaktionen zum Beruhigen
    – zur allgemeinen Beruhigung während der Massage
    – bei psychosomatischen Erkrankungen

2. *Leichte fortlaufende Berührung* $\longrightarrow$
   Streichen

W: Tonisierend, aufbauend, anregend, auch erotisierend

F: Frequenzerhöhend

G: – Schwäche, Energiemangel, Lähmungserscheinungen, Müdigkeit
    – Traurigkeit, Leid
    – verminderter Allgemeinzustand, Rekonvaleszenz
    – zum Ausgleichen und Beruhigen während der Massage

T: Es arbeiten die Fingerkuppen oder die ganze Hand. *Lange Striche*, fast wie Streicheln, *immer in eine Richtung* laufend (nie hin und her!). Deckend oder versetzt wiederholen.

I: Zum Beispiel
    – Appetit anregen
    – Kreislauf anregen

3. *Zug* (oder *Schub*)

   a) *Zug mit Druckstop*   ●●●→

      Ziehen oder Schieben, das durch Drücken (ohne Kontaktverlust) unterbrochen wird.

W: Sanft aktivierend, sanft auflösend, stabilisierend, harmonisierend

F: Frequenzerhöhend

G: – Stau: Lymphstau, Wasserstau usw.
     – Schwäche: Kreislaufschwäche, schwache Verdauung
     – typisch: alles ist träge, langsam, schwach
     – auch vorbereitend an sehr schmerzhaften Stellen

T: Fingerkuppen, vor allem aber die Daumenkuppen. *Zug*, breiter oberflächlicher *Druck* ohne Bewegung, *weiterziehen* oder -schieben, ohne den Kontakt zur Haut zu verlieren; wieder Druck, weiterziehen. Wie ein fortlaufender Zug (Schub), der durch kurze punktförmige „Stops mit Druck" unterbrochen wird.

I: Zum Beispiel
     – Vorbereitend bei Ischiasbehandlung
     – rheumatische Zustände
     – Haltungsschwäche (unterstützend zur Gymnastik!)

   b) *Zug mit Stop*   ○○○→
      Druck nur angedeutet

      Grundsätzlich wie 3 a)

W: Sanft aufbauend, „Energiesammlung"

F: Deutlich frequenzerhöhend

G: Dieser Griff wird vorwiegend zur Beeinflussung nervaler und energetischer Bereiche eingesetzt.

T: Der Zug bleibt gleich, der Stop dauert etwas länger, geht aber nicht so tief.

I: Zum Beispiel
     – Angst
     – weinerliche Grundstimmung
     – große allgemeine Schwäche

4. *Stehender Druck*

Wirkt direkt auf die energetische Situation von Reflexzone, Organzone und die zugehörigen Körpergebieten ein (wie Akupunktur).

a) *weicher, stehender Druck*   ○
   Sanft und breit

W: – Überwiegend tonisierend, aufbauend
    – harmonisierend im energetischen Bereich
    – lokal schmerzlösend

F: Frequenzerhöhend.

G: – Zum Aktivieren stummer Zonen;
    – einleitend bei der Behandlung chronischer Erkrankungen;
    – auch zum „Einschleichen" in akute Geschehen mit sehr schmerzhaften Zonen;
    – für die Reflexzonen von Nerven und Gehirn (Schwäche, Lähmungen);
    – für die Reflexzonen von Wirbelsäule und Muskeln;
    – und vieles mehr.

T: Es arbeiten die Daumen- oder Fingerbeeren, auch mehrere gleichzeitig (= großflächig)
    – direkt auf Knötchen, Verhärtungen, Narben etc.
      oder auf einen schmerzhaften Punkt
      oder auf den zentralen Organpunkt
    – Weicher, breiter, stehender Druck, circa sechs Sekunden halten, drei Sekunden Pause, sechs Sekunden halten usw.,
      drei- bis fünfmal wiederholen.

I: Zum Beispiel
    – Hämorrhoiden, Darmkrankheiten, Ischiasbeschwerden

b) *mittelstarker, stehender Druck* ◐

W: Zwischen tonisierend und sedierend, wirkt lösend, entspannend

F: Keine! – neutral

G: Vor allem bei generell sehr schmerzempfindlichen Personen:
   – überall, wo die Gefahr von Überreaktionen groß ist (Blinddarm, alle Drüsen, Lungenentzündung, Ischias usw.);
   – entzündliche Geschehen mit der Gefahr der Ausbreitung (beispielsweise drohende Lungenentzündung);
   – am Anfang einer Behandlung solcher Erkrankungen zum Einschleichen.

T: Daumen- und Fingerkuppen, eventuell Fingerknöchel oder Sonde. Tiefer und kleinflächiger, gezielter; sonst wie bei stehendem Druck. Hilfsmittel: Sonde, Kante, Ecke, Kugel.

I: Zum Beispiel
   – Kreislaufschwäche, chronische Blinddarmreizung, chronische Bronchitis

c) *starker, stehender Druck* ●

W: Sedierend; auflösend, entkrampfend, entspannend; in den Reflexzonen gebundene, ,,verhärtete'' Energie wird frei.

F: Senkend

G: – Bei alten Verhärtungen, Verspannungen
   – akute, auch entzündliche Erkrankungen
   – vor allem im Fersenbereich

T: Breiter, tiefer, punktförmiger Druck. Knöchel, Finger- oder Daumenkuppe, auch Sonde, Kante, Ecke.

   1. Sehr *spitzer*, rasch aufeinander folgender Druck (vor allem an knotigen Verhärtungen; kann sehr schmerzhaft sein!); dieser bewirkt eine erste Spannungsauflösung und nimmt den ärgsten Schmerz, dient auch als Vorbereitung für 2.
   2. Sehr *tiefer*, stehender Druck, sechs Sekunden halten, drei Sekunden Pause, insgesamt dreimal. Dieser Druck geht tief in die Zone, wirkt überwiegend im energetischen Bereich.

I: Zum Beispiel: Muskelverspannungen, Muskelkater, Krämpfe, Ischiasbeschwerden etc., vor allem aber zur Harmonisierung der energetischen Situation.

5. *Bewegter Druck*
Wirkt vorwiegend im Gewebe auflösend
(Säureablagerungen etc.).
Punktförmige Tiefenmassage.

a) *leichter bis mittlerer, bewegter Druck*   ((○))

W: Anregend und auflösend zugleich! Schadstoffe werden mild gelöst
und durch die höhere Spannung und besseren Durchblutung von Organen und Geweben abgebaut beziehungsweise ausgeschwemmt.

F: Leicht steigernd oder neutral.

G: − Vor allem an sehr schmerzhaften Zonen
   − Geschehen im Bereich der peripheren Nerven (Schwäche)
   − Schleimhautbereiche (Bronchien)
   − Irritationen im Darmbereich
   − subakute Zustände
   − diffuse Schleimhautblutungen (Nase, Gebärmutter)

T: Daumen- oder Fingerkuppe, Fingerknöchel, Kante, Ecke.
Sanfter Druck am Ort mit kreisender Bewegung in der Tiefe (tiefe
Friktion). Nicht auf der Haut reiben oder diese hin- und herschieben!

I: Zum Beispiel: Gastritis, Enteritis, Durchfälle, Blähungen, latente
Bronchitis

b) *starker, bewegter Druck,*   ((●))
der am meisten eingesetzte Griff überhaupt!

W: Stark auflösend, kräftig entspannend, verteilend, spannungsabbauend

F: Leicht bis stark senkend

G: − Alle chronischen Erkrankungen im (durch die FRZM) aktivier-
     ten Stadium (siehe Behandlung chronische Erkrankungen);
   − alle akuten Erkrankungen (Entzündungen u.a., gegebenenfalls vor-
     her mit starkem, stehendem Druck auf die entsprechende Frequenz
     bringen);

– starke Auflösung von Schlackenstoffen sowohl in der Reflexzone als auch im zugehörigen Organ beziehungsweise Körpergebiet.

Vorsicht: Überreaktion möglich (zum Beispiel bei Steinleiden: Steine und Grieß können zum Abgehen gebracht werden!).

Cave: In der Schwangerschaft die Reflexzone für den Unterleib vorsichtig massieren, dort dann diesen starken Druck nicht ausüben!

T: Wie starker, stehender Druck, spitz in die Tiefe mit kleinflächiger, tiefer Friktion, gezielt auf Knötchen, Verspannungen und Verhärtungen.

I: Zum Beispiel: Gallenbeschwerden, Asthma, Rückenleiden (knöchern und muskulär), Gebärmutterverlagerungen

6. *Ausstreifen:*
Alles beginnt zu fließen, alles beginnt zu strahlen!

W: 1. Wirkt vorwiegend auf den Fluß der Körpersäfte ein (Blut, Lymphe); fördert Ableitung und Ausschwemmung der gelösten Schadstoffe. Richtung beachten! Der Pfeil zeigt sowohl die Intensität als auch die Richtung des Ausstreifens an.

2. Die energetische Situation im Flüssigkeitsbereich des Körpers wird verbessert, durch die Frequenzbereinigung wird die Transportkapazität erhöht!

➡ *Sattes Ausstreifen* (tiefgehender Zug) bringt massiven Spannungsaufbau im Bereich der Körpersäfte, wodurch kräftige Reaktionen erzielt werden und die Abwehrkraft des Körpers einsetzt = *überwiegend körperliche Wirkung.*

⇒ *Sanftes Ausstreifen* (oberflächlicher Zug): Dadurch wird vorwiegend der *energetische und der psychische Bereich* des Menschen erfaßt und gesteuert.

4. Cremes und Öle zur Massage

Grundsätzlich ist es nicht notwendig, solche zu verwenden, doch manchmal erleichtern Kontaktmittel die Massage.

a) *Puder:* Bei feuchten Füßen und solchen, die während der Massage relativ stark zu schwitzen beginnen, ist etwas neutraler Körperpuder sehr angenehm.

b) *Öl* ist hilfreich bei sehr trockener, spröder, rauher Haut. Es muß griffig sein, nicht rutschig! Gut griffig ist beispielsweise reines Olivenöl, wie man es in der Küche verwendet. Wenige Tropfen genügen!

Tip: Mischen Sie in einer kleineren Glasflasche reines, grünes Olivenöl mit einigen Tropfen (2 – 5 auf 100 ml) natürlichem Duftöl. Im Kühlschrank aufbewahren. Zur Massage die benötigte Menge in die Hand tropfen, erwärmen lassen und erst jetzt auf die Füße verteilen.
Bei der Wahl des Duftöles helfen die Nase und die einschlägige Literatur. Düfte können die Wirkung der FRZM im physischen wie im psychischen Bereich unterstützen (Aromatherapie).

c) *Cremes* entsprechen selten den Anforderungen.

Pflegende Cremes oder Lotionen erst im Anschluß an die FRZM auftragen beziehungsweise einmassieren.

5. Hilfsgeräte

Das beste ,,Mittel" zur Behandlung der Füße sind die Hände! Nichts anderes kommt ihnen auch nur annähernd gleich!
Doch wenn die Massage zu anstrengend ist, wenn Kraft und Ausdauer nicht reichen, kann man die Arbeit der Hände durch Hilfsmittel unterstützen.
Wenn Sie mit Hilfsmitteln arbeiten, bedenken Sie, daß diese nicht fühlen, was die massierende Hand ,,erfühlt", und dosieren Sie entsprechend niedriger!

a) *Sonden* in diversen Formen werden im Handel angeboten. Sie ermöglichen eine effiziente Druckübertragung von der Hand auf den Fuß. Vorsicht! – häufig Überreaktionen!

b) Spezielle *Massagestäbchen* aus weichem Holz sind am ehesten im Sanitätsfachhandel zu bekommen (oder beim Drechsler!). Sie sind acht bis zehn Zentimeter lang, etwa einen Zentimeter dick, an beiden Enden gerundet und im oberen Drittel tailliert (für die Zehenzwischenräume!). Sie erinnern in ihrer Form ein wenig an Spitzenklöppel und sind mit etwas Übung sehr gut für die FRZM einsetzbar.

c) *Massageplatten* mit Hügeln oder Noppen:
Diese sind als Ergänzung der Massage zur Gesundheitspflege sehr brauchbar. Eine Platte pro Familie genügt! Man legt diese am besten im Badezimmer vor das Waschbecken und benutzt sie regelmäßig zweimal täglich während des Zähneputzens.
Üblicherweise steht man barfuß auf der Matte, bei großer Empfindlichkeit der Füße mildern Sportsocken den Druck.
Stellen Sie sich mit beiden Füßen auf die Matte, und belasten Sie dann abwechselnd den linken und rechten Fuß, anfangs drei bis fünf Minuten, später auch länger. Hilft auch gut gegen kalte Füße!

d) *Vorsicht: Massageroller* mit mehreren Rollen hintereinander erzeugen unphysiologische Reize, die Reflexabfolge an verschiedenen Stellen erfolgt zu rasch hintereinander, ist verwirrend für den Körper, es kommt zu nervlichen Irritationen (als würde man barfuß über eine Schutthalde rutschen).

Prinzipiell gilt: Jede FRZM, ob durch die Hand oder unterstützt durch Hilfsmittel, imitiert die „natürliche" FRZM, das Barfußgehen auf wechselndem Untergrund. Also muß jede Anwendung eine rhythmische, dynamische Abfolge von Druck und Entlastung sein.
Da sich der „Untergrund" heute leider zu oft nur im Aussehen, nicht aber in der Struktur ändert, gibt es Versuche, die im Boden fehlenden Unebenheiten in den Schuh einzubauen.

e) *Schuhe* mit eingebauten „Reflexzonen", Noppenschuhe und andere:
Davon gibt es gute und schlechte Varianten, man muß sich im Fachhandel informieren.
So bringt zum Beispiel das *Gehe-Hügelfußbett* eine Miniaturlandschaft unter die Füße. Die „Hügel" sind so angeordnet, daß beim Gehen eine sanfte Reflexwirkung auf den gesamten Körper ausgeübt wird.

Die Stege und Tropfen verschwinden beim Stehen förmlich im Fuß, stören also nicht, beeinflussen jedoch die Statik von Fuß und Körper günstig.

f) *Wärme* ist ein hervorragendes Mittel zur Vorbereitung auf die FRZM. Nehmen Sie ein heißes Fußbad oder stellen Sie die Füße auf eine heiße Wärmflasche, einen im Backrohr angewärmten Ziegelstein oder direkt auf die Heizung. Als Hilfsmittel zur Selbstbehandlung eignen sich besonders die warmen Rippen eines Radiator-Heizkörpers.

g) Vor allem zur *Selbstbehandlung* bewähren sich *Hilfsmittel aus der* unmittelbaren *Umgebung*: Manchen Menschen, vor allem älteren und etwas korpulenteren, fällt es unverhältnismäßig schwer, in einigermaßen entspannter Haltung an ihre Füße heranzukommen. Besonders schwierig wird das, wenn stehender Druck verlangt wird, der Schmerzen auslöst! Da bewähren sich dann so einfache Dinge wie Möbelkanten und -ecken, Stufenkanten, Leitersprossen, Kugeln, Steine, Tennisbälle und anderes.

Eine *Tischecke* oder eine *Kante* des Bettes können hervorragende Dienste leisten! Suchen Sie eine Ecke, die Sie liegend oder entspannt sitzend mit nicht ganz ausgestreckten Beinen gut erreichen. Der zu behandelnde Fuß liegt auf der Ecke auf, der zweite Fuß steht auf dem Rücken des ersten Fußes, um sowohl den Fuß zu führen als auch den Druck zu verstärken. Soweit möglich, ist das Grundprogramm in richtiger Abfolge durchzuarbeiten: Druck-Entlastung einige Male wiederholen, dann etwa einen halben Zentimeter weitergehen.

Diese ,,Eckmassage" kann die Hand nie auch nur annähernd ersetzen, ist aber besser als gar keine FRZM!

Man kann auch im Sitzen oder Stehen mit der FRZM arbeiten. Dazu zieht man Socken an und steckt eine *kleine Kugel* (Murmel) oder einen glatten Kiesel hinein. Zentimeter für Zentimeter, einen Bereich nach dem anderen (siehe GP!), mit Druck-Entlastung durcharbeiten!

Sehr nützlich ist eine *,,Steinekiste"* (siehe Seite 53). Vor allem Kindern, die sonst schwer an regelmäßiges Üben herangeführt werden, macht diese Art der ,,Massage" Spaß, allerdings nur, wenn die Kiste im unmittelbaren Aufenthaltsbereich steht und nicht weit abseits in einem kalten Vorraum.

Ein *Tennisball* bewährt sich vor allem bei häufiger Verstopfung und allgemeiner Darmträgheit. Er paßt von der Form her gut unter die Fußgewölbe, überträgt den Druck sanft und anregend. Man setzt sich auf einen Stuhl, beugt sich vor und stützt eventuell die Hände oder die Unterarme auf die Oberschenkel, um den Druck zu verstärken. Der Ball wird im Bereich von Körperring IV bewegt und löst somit eine sanfte Reflexwirkung auf den Darmbereich und auf die gesamte Verdauung aus (siehe Körperringe/Bezugszonen). Man legt den Ball unter einen Fuß und rollt ihn sowohl im, als auch gegen den Uhrzeigersinn langsam herum (Dickdarm), unter dem zweiten Fuß genauso. Zwischendurch mehrmals kurz auf- und ab- beziehungsweise hin- und herrollen (Dünndarm).

Auch im Körperring I, vor allem im Bereich von Wirbelsäule und Rückenmuskeln, kann der Ball, oder für festeren Druck (Dosierung beachten) eine Holz- oder Glaskugel oder ein Golfball, eingesetzt werden. Nicht wild drauflos rollen, sondern gezielt, den Zonen entsprechend *langsam ein Stück nach dem anderen* bearbeiten (siehe dazu auch: Vorsicht: Massageroller).

Ebenso kann der Ball im Körperring III (Lungen, Bronchien, Herz etc.) als sanft anregende, stärkende Maßnahme das von Hand massierte Grundprogramm unterstützen.

Erreichen Sie den Rücken des zu massierenden Fußes schlecht, so nehmen Sie Ferse und Zehen, manchmal auch die Zehennägel des anderen Fußes zu Hilfe.

Gehen Sie, nachdem Sie Ihr „Persönliches Programm" (siehe Seite 133 ff.) erstellt haben, in Ihrer Umgebung auf die Suche, seien Sie erfinderisch, wenn Hilfsmittel notwendig sind. Verlieren Sie dabei aber niemals das Grundprinzip der FRZM aus den Augen:

Jede Behandlung der Fußreflexzonen muß eine adäquate rhythmisch-dynamische Abfolge von Druck und Entlastung sein. Die Reize müssen so gesetzt sein, daß die dadurch entstehenden Reflexe eine klare, gezielte Information für den Menschen (= Körper, Seele und Geist!) darstellen. Diese Informationen müssen in Qualität und Quantität der Situation des behandelten Menschen entsprechen!

---

6. Reaktionen

Reaktionen sind das Ziel jeder Behandlung. Der Mensch in seiner Gesamtheit wird veranlaßt, mehr oder weniger bewußt zu „agieren", sich selbst zu heilen. Dabei kommt es nicht selten zu Nebenerscheinungen, manchmal auch zu recht unliebsamen; zuweilen sind diese notwendig.

Mögliche Erstverschlimmerungen (= mE) können sein:

- *Übelkeit* bis zum Erbrechen: Kann Stunden bis Tage dauern. Teefasten und Ruhe helfen.

- *Müdigkeit:* Dieser sollte man nachgeben und so viel wie möglich schlafen.

- *Überaktivität* ist ebenfalls möglich. Nicht übertreiben!

- Vermehrter *Ausfluß* ist aus allen Körperöffnungen möglich und sollte keinesfalls unterdrückt werden! Er ist eine Selbstreinigung des Körpers und verhilft

- ebenso wie verstärktes *Schwitzen* zur Heilung.

- *Durchfall* über maximal drei Tage nach einer kräftigen Behandlung dient ebenfalls der Reinigung, der Körper sucht seine alten, jetzt gelösten Schlacken loszuwerden.

- *Hautausschläge:* Von flüchtigen Rötungen bis zu eitrigen Bläschen ist alles möglich.

- *Fieber:* Auch dieses zeigt die Aktivierung der Selbstheilung und sollte, solange es nicht zu hoch ansteigt, nicht unterdrückt, eher gesteuert werden (siehe Wadenwickel!).

Beim Auftreten solcher Erstverschlimmerungen ist es am besten, regelmäßig und sanft weiterzubehandeln. Nach Abklingen solcher Erscheinungen können dann wieder kräftigere Reize gesetzt werden. Beachten Sie darüber hinaus die Angaben in der Indikationsliste.

Überreaktionen

Sind Behandlungsdauer und Intensität nicht dem Behandelten und seinem Zustand angepaßt, kann es zum Teil zu recht massiven Überreaktionen kommen. In diesem Fall ist die Behandlung unverzüglich mit einem leichten Ausstreichen der Herz-Kreislaufzonen zu beenden. Die Behandlungsserie darf erst nach Abklingen solcher Reaktionen wieder fortgesetzt werden.

a) *„Schlafendes kann geweckt werden":*

- Nicht ausgeheilte *Infekte* und Infektionskrankheiten können akut wieder auftreten, und einige Tage dauern. Man sollte dies nicht unbedingt als etwas Negatives ansehen. Bei angepaßtem Verhalten können alle Infekte jetzt restlos ausheilen (notfalls zum Arzt gehen, der jetzt den hintergrund, die wirkliche „Krankheit", leichter erkennen kann. Besprechen Sie mit ihm diese FRZM-Reaktionen).

– Rebellisch gemachte *Zahnherde* gehören unbedingt zum Zahnarzt!

– Vorsicht bei Steinleiden! Diese können aktiviert, Steine zum Abgehen gebracht werden. (Siehe dazu: Steinleiden beziehungsweise Nierensteine)

b) *Kreislaufprobleme*: Kommen zwar selten vor, aber bei Personen mit entsprechender Disposition kann es durch zu kräftige Massage im Bereich der Schilddrüse oder des Blinddarms, aber auch im Rahmen allgemeiner Reaktionen, zu kleineren oder größeren Kreislaufproblemen, oft zugleich zu Übelkeit, kommen: Herz- und Kreislaufzonen leicht ausstreichen, Massage beenden, wenn nötig Beine hochlagern.
Erste Hilfe bei Kollaps und Ohnmacht:
Die Nagelfälze beider Kleinfinger kräftig mit Fingerkuppen oder Fingernägeln drücken. Sechs Sekunden drücken, drei Sekunden Pause, dreimal wiederholen.
Einen (meist schmerzhaften) Punkt unter dem Oberschenkelkopf mit kräftigem, stehendem Druck behandeln (seitlich am Oberschenkel). Sechs Sekunden drücken, drei Sekunden Pause, dreimal wiederholen.
Notfalls kreislaufstützende Medikamente nehmen und den Arzt rufen!

c) *Psychische Reaktionen*: Im Rahmen einer FRZM-Behandlung können nicht bewältigte, verdrängte psychische Probleme akut zum Vorschein kommen. Solarplexus (Körperring III) sanft ausstreichen, mit leichtem, kreisendem Druck lösen. Gut zureden und ausweinen lassen!

Schmerz

Der Behandelte empfindet möglicherweise manche Stellen am Fuß als ausgesprochen schmerzhaft. Dieser Schmerz ist nicht böse Absicht des Behandlers, sondern manchmal notwendig (gleich einem „Schuß", einem Signal, das alle Aufmerksamkeit anzieht!).

Selbst- und Partnerbehandlung haben neben räumlichen und zeitlichen Aspekten den Vorteil, daß man öfter und deshalb leichter massieren kann. Im Gegensatz dazu muß ein Therapeut mit wenigen Behandlungen eine entsprechende Wirkung erzielen, er muß also gegebenenfalls kräftigere Reize setzen.

Neben einer momentanen Schmerzhaftigkeit mancher Stellen am Fuß kann es nach kräftiger, intensiver Massage der Füße zu einer Art Muskelkater, zu einer Steifheit des Körpers kommen (vor allem eine intensive Massage der Ferse kann kurzzeitig zu einer Steifheit und Unbeweglichkeit im Beckenbereich führen).

7. Häufigkeit und Dauer der Behandlung

. . . richten sich weitgehend nach dem Bedarf.

Gesundheitspflege, Erhalten des Wohlbefindens

– Bei intensiver Massage *ein- bis zweimal wöchentlich*, bei sanfter Behandlung auch täglich jeweils für *15 Minuten* das *Grundprogramm* durcharbeiten.

– Je nach Bedarf und täglicher Situation sollen dabei Schwerpunkte gesetzt werden (vor allem im jeweils schmerzhaften Bereich!).
  (Siehe dazu: Gesundheitspflege)

Ideal: GP einmal wöchentlich lebenslang!

Die Erfahrung zeigt, daß diese Kontinuität selten beibehalten wird.

Es ist auch praktikabel, sich den Notwendigkeiten anzupassen, das heißt, jeweils bei Bedarf wieder eine Behandlungsserie von einmal täglich circa 15 Minuten über drei Wochen zu machen.

Bewährt haben sich auch Behandlungsserien vor größeren Anforderungen, beispielsweise in den Ferien vor Schul- und Kindergartenbeginn; oder im Frühjahr und Herbst kurmäßig, kombiniert mit Diät, Tee, Gymnastik, Meditation etc. Ein richtiges „Fitneßprogramm" also.

Akute Gesundheitsstörungen

Diese werden ein- oder mehrmals täglich behandelt. Dazu wird einmal pro Tag für 15 Minuten das Grundprogramm durchgearbeitet, wobei der betroffene Körperring beziehungsweise die betroffenen Zonen besondere Beachtung finden. Darüber hinaus werden die unmittelbar betroffenen Bereiche mehrmals täglich für kurze Zeit massiert.

Beispiel Kopfschmerz: Jeder neuen Attacke sofort durch Sedieren (Beruhigen und Ausstreichen) begegnen, den Schmerz erst gar nicht stark werden lassen. Mindestens einmal täglich das Grundprogramm mit Schwerpunkt Körperring II massieren.

Darin liegt ein großer Vorteil der Behandlung in der Familie und der Selbstbehandlung: Man kann überall, jederzeit und sofort etwas unternehmen. Unbehagen oder gar Krankheit werden bekämpft, noch bevor sie sich richtig festsetzen können. (Siehe dazu auch: Hilfsmittel)

Chronische Erkrankungen

Langsam angehen!! Wenn Sie beschließen, gezielt gegen chronische Leiden vorzugehen, oder wenn Sie lange zurückliegende, nicht völlig ausgeheilte Zustände beseitigen wollen, ist es notwendig, einen *Behandlungsplan* über längere Zeit zu erstellen.

1. *Einige Tage GP*; täglich 15 – 30 Minuten sanft massieren. Das betroffene Gebiet dabei nur kurz behandeln, ,,sanft wecken'', das heißt in einen akuten Zustand überführen. Diese Aktivierung soll die Erinnerung an den Ursprung des jetzigen Leidenszustandes wecken, soll Körper und Seele dazu bringen, sich mit diesem Zustand zu befassen. Empfindungen am Fuß beachten!

2. *Einige Tage kurzes GP*; die Hauptarbeit gilt den betroffenen Zonen, sie werden ausdauernd sanft aktiviert. Meist sind diese Stellen inzwischen sehr schmerzhaft geworden, man findet sie leicht. Auf korrespondierende Stellen am Fuß wie im Körper soll jetzt besonders geachtet werden (Schmerz als Indikator!), auch diese werden intensiver behandelt. Reaktionen beachten, Überreaktionen (siehe dort) abklingen lassen.

3. *Zwischendurch* immer wieder einige Tage lang nur das GP massieren.

Die Behandlung einer chronischen Gesundheitsstörung kann etliche Tage bis viele Monate dauern. Eine kranke Niere braucht ein Jahr und länger regelmäßige Behandlung, um sich zu regenerieren. Die Leber, so sie nicht zerstört ist, erholt sich viel rascher.

Schwere chronische Erkrankungen sollte niemand im Alleingang behandeln!

Suchen Sie einen Arzt oder Heilpraktiker, der bereit ist, Ihre persönlichen Bemühungen zu steuern (exakte Diagnose), zu überwachen (Kontrolluntersuchungen) und entsprechend zu unterstützen (Medikamente, Kuraufenthalt, Diätempfehlung u.a.m.).

Ein durch die FRZM aktivierter Zustand ist sowohl ärztlicher Diagnose als auch Therapie besser zugänglich als chronische, ,,eingeschlafene'' Prozesse!

Informieren Sie Ihren Arzt, wenn Sie Ihre Füße mit FRZM behandeln beziehungsweise mit anderen Maßnahmen eigenverantwortlich Ihre Gesundheit pflegen oder Gesundheitsstörungen begegnen (akzeptiert der Arzt Sie nicht als mündigen Patienten, sollten Sie überlegen, den Arzt zu wechseln).

Psychische Probleme, psychosomatische Erkrankungen

Für die Behandlung gelten primär dieselben Richtlinien wie für die Behandlung chronischer Erkrankungen.

In schweren Fällen empfiehlt es sich, die FRZM mit psychotherapeutischer Behandlung zu kombinieren; Fremdbehandlung mit FRZM ist hier zielführender als Eigenbehandlung! Massive Reaktionen abklingen lassen, nicht unterdrücken (zum Beispiel Weinen).

In leichten Fällen bewährt sich sowohl Selbst- als auch Partnerbehandlung. Die günstigste Zeit ist in diesem Fall abends vor dem Einschlafen.

Beispiel: Große Ängstlichkeit, Schlaflosigkeit, Schockfolgen: Massieren Sie drei Wochen lang jeden Abend 15 Minuten ganz sanft das Grundprogramm, mit besonderer Berücksichtigung der speziellen Zonen (siehe Indikationen). Neroli-, Rosen- oder Zimtblätteröl unterstützen die beruhigende Wirkung!

II. Wie findet man sich am Fuß zurecht?

Aus unserer langjährigen, intensiven Beschäftigung mit der FRZM, der Segmenttherapie, der Chiropraktik und diversen energetischen Therapien wie Akupunktur, Magnetfeldtherapie u.a., haben wir eine völlig neue „Einteilung" des Körpers entwickelt.

Diese ermöglicht es, sich schrittweise zu orientieren. Das Auffinden der reflektorischen Entsprechung bestimmter Körpergebiete am Fuß ist damit auch ohne Vorkenntnisse recht einfach.

„Zonen" nach Weiglhofer/Soder-Feichtenschlager:

- Der *Homunculus der Füße* zeigt, wie der Körper „über" und „unter" den Füßen liegt. Er hilft, sich die Lage der Zonen *vorzustellen*.

- Die *Bezugszonen* entsprechen im wesentlichen der geläufigen Einteilung in Körperabschnitte; wir bezeichnen sie auch als *Körperringe* und übertragen diese auf die Füße. Die Bz erleichtern das *Zuordnen* von Beschwerden und das Eingliedern der Reflexzonen.

- Die *Reflexzonen* decken jeweils großflächig jene Bereiche am Fuß ab, über die die entsprechenden Organe oder Organsysteme in ihrer funktionellen Einheit reflektorisch erfaßt werden können. Die Rz sind die *eigentlichen Massagegebiete*.

- Die *Organzonen* sind eng umschriebene Bereiche innerhalb einer Rz, die jeweils einem Organ, gelegentlich auch nur einem Teil eines Organes, entsprechen. Diese Oz gehen stark ins *Detail*.

1. Der Homunculus der Füße

Wie alles Geniale, so ist auch die FRZM im Grunde sehr einfach. Aus jahrelanger praktischer Erfahrung und genauer Beobachtung konnten wir ein exaktes Bild des Körpers auf die Füße projizieren: Den *Homunculus der Füße*!

Auch wenn dieses scheinbar verzerrte Bild des Körpers auf den ersten Blick etwas eigenartig anmutet, so werden Sie rasch sehen, wie leicht Sie

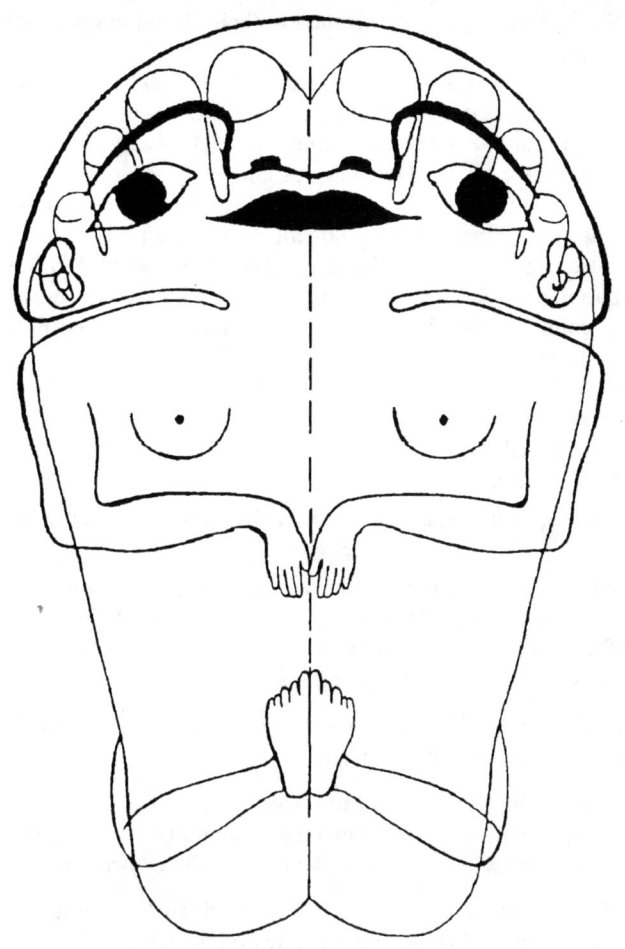

Der Homunculus der Füße

Zur besseren Anschaulichkeit der Vorgänge bei der FRZM haben wir im Laufe unserer vergleichenden Forschungen den „Homunculus der Füße" geschaffen.

Er ist das Abbild des in sich ruhenden, unbewegten, unpolaren Menschen, das so auf die Füße projiziert ist, wie es der nervalen Lage im Hirn entspricht.

mit Hilfe des Homunculus Ihre eigenen Füße in Beziehung zu Ihrem Körper setzen können.

Die Proportionen von Kopf zu Körper beziehungsweise Gliedmaßen entsprechen am Fuß etwa denen eines Embryos am Übergang vom Fetal- zum Embryonalstadium (3. Schwangerschaftsmonat). Auch die Haltung des Männchens erinnert an die Haltung des Ungeborenen.

Jeder Punkt im und am Körper läßt sich unmittelbar dem Homunculus zuordnen. Darüber hinaus gibt es Zonen, die nicht direkt in Bezug zu setzen sind. Solche Stellen am Fuß können *Meridiane* oder *Meridianpunkte* sein, die man in der FRZM mitverwendet (sechs Akupunkturmeridiane beginnen und enden an den Zehen, fünf davon laufen über den Fußrücken, einer über die Sohle).

Die Lage anderer Zonen (zum Beispiel die Zahnzonen) erklärt sich aus der Fetal- beziehungsweise aus der Keimblattentwicklung. (Darauf hier näher einzugehen ist im Rahmen dieses Buches nicht möglich.)

Beachten Sie bitte:

Die Körpervorderseite entspricht dem Fußrücken, der Körperrücken der Fußsohle!!

Wenn Sie also Zonen innerer Organe von der Fußsohle her massieren, gehen Sie sozusagen „vom Rücken her" in den Körper hinein.*

Stellen Sie nun Ihre unbekleideten Füße ganz eng aneinander auf den Boden, und vergleichen Sie diese mit dem Homunculus:

- Die Innenkanten des Fußes entsprechen der inneren Körpermitte und der Wirbelsäule (siehe Körperring I).

- Die gewölbte Oberfläche der Fußrücken entspricht der Körpervorderseite, die Zehen an der Nagelseite entsprechen dem Gesicht, die Zehenkuppen dem Schädeldach, die Zehenbeeren dem Hirnschädel.

- Die Fußsohlen der sehr eng aneinander gestellten Füße entsprechen der Körperrückseite, wobei die Wirbelsäule und die langen Rückenmuskeln in den Fußinnenkanten, also „im Körper drinnen" zu finden sind, und die inneren Organe entsprechend ihrer Anordnung im Körper neben- und auch übereinander liegen.

- Die beiden Fersenkuppen entsprechen den beiden Po-Backen.

- In den Fersenballen (unten) und um die Sprunggelenke herum (oben) finden Sie die Unterleibsorgane (Urogenitalbereich).

---

* Hier findet man Fehler in vielen FRZM-Büchern, die Körper und Fuß seitenverkehrt in Beziehung setzen, also den Bauch (Körpervorderseite) der Sohle zuordnen!

- Die dem Oberschenkel entsprechende Zone am Fuß ist relativ klein, man findet eine weitere reflektorische Entsprechung für die Oberschenkel im Bereich der Achillessehnen an den Beinen.

- Die Unterschenkel liegen über dem Unterbauch. Erwachsene Menschen sind in der Regel zu unbeweglich, um diese Stellung nachzuvollziehen, aber wenn Sie je Gelegenheit dazu haben, so betrachten Sie ein kleines Kind, wenn es auf dem Rücken liegt und Arme und Beine anzieht! Die Zone für den Unterschenkel ist am Fuß nicht direkt zugänglich, da hier das Bein aus dem Fuß wächst; man erreicht diese Zone, wie die Bauchorgane, von der Fußsohle her.

- Die Zonen für die Füße liegen vor den Sprunggelenken, dort wo die Wölbung des Ristes nach innen abzufallen beginnt, die ,,Zehen'' zeigen in Richtung ,,Kopf''.

- Die ,,Hände'' dagegen zeigen nach unten, die ,,Unterarme'' liegen quer über dem Rist, nahe der Rz für den unteren Rippenrand.

- Die ,,Schultern'' findet man außen um die Grundgelenke der fünften Zehen herum.

- Die ,,Oberarme'' bis zum ,,Ellbogen'' verlaufen entlang der vorderen Außenkante des Fußes.

- Die Zonen der Extremitäten sind flächenmäßig eher klein, die des Kopfes mit seinen vielen wichtigen Organen dagegen sehr groß! Die Kopfzone umfaßt alle zehn Zehen, wobei wieder die Nagelseite dem Gesicht, die Zehenunterseite dem Hinterkopf entspricht.

- Bedenken Sie dabei, daß das Geschehen im Inneren des Kopfes meist leichter von der Zehenunterseite her zu beeinflussen ist (Sehnerv, Innenohr etc.); siehe dazu Körperring II.

2. Die Bezugszonen

Diese völlig neue horizontale Unterteilung orientiert sich an der gängigen Einteilung des Körpers in die Abschnitte: Kopf, Brust, Bauch, Becken.

Da uns die Wirbelsäule durch ihre reflektorische Beziehung zum Gesamtkörper besonders wichtig erscheint, werten wir sie als eigene Bezugszone. Dargestellt werden die Bz als *Körperringe* (I – V).

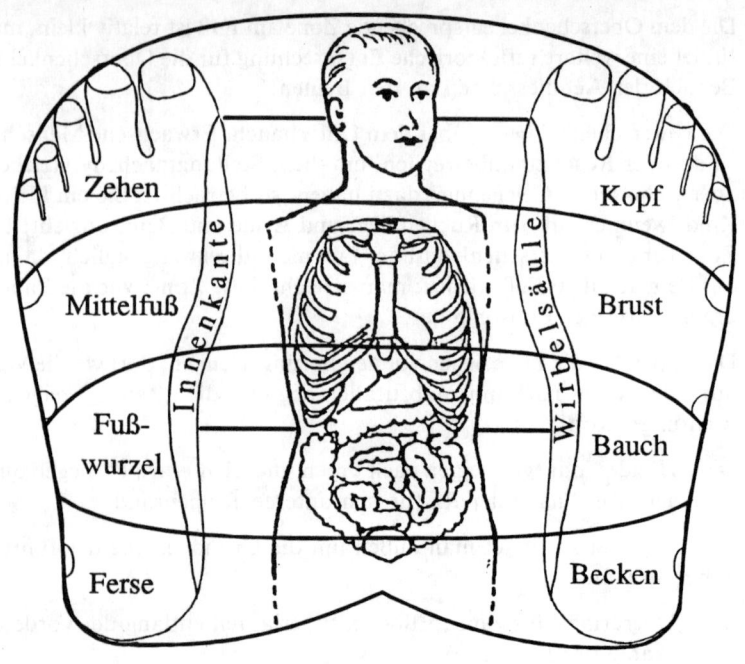

Die Bezugszonen

Die Bz entsprechen jeweils großen, funktionell zusammenhängenden Gebieten. In den Zeichnungen werden diese Gebiete als *Körperringe (KR)* dargestellt, die sich, entsprechend der Lage zusammengehöriger Organe, gegenseitig etwas überlappen.

Um irgendeine Funktion oder ein Geschehen innerhalb einer Bz optimal zu beeinflussen, empfiehlt es sich, neben dem Grundprogramm den entsprechenden Körperring schwerpunktmäßig zu behandeln.

Ein Drücken ,,nur dort, wo's weh tut'' kann zwar gewisse Symptome vorübergehend abschwächen (Schmerz) oder gewisse Funktionen kurzzeitig anregen.

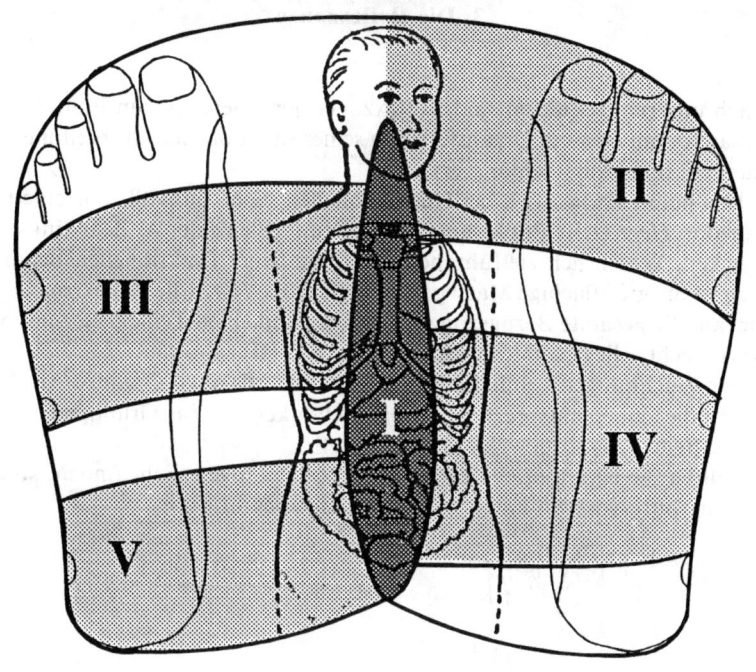

Die Körperringe

Für eine nachhaltige Verbesserung des Gesundheitszustandes beziehungsweise für eine ursächliche und funktionelle Behandlung von krankhaftem Geschehen ist immer eine umfassende Massage des ganzen Fußes notwendig. Dabei wird man das Hauptgewicht der Arbeit auf den betroffenen KR richten. Erkennt man im Laufe einer Behandlung oder Behandlungsserie eine Organzone als belastet, so wird man diese, immer im Rahmen der Massage beider Füße, besonders beachten und behandeln.

3. Die Reflexzonen*

Nach unserer Definition sind Reflexzonen jene Bereiche am Fuß, die ein Gesamtorgan oder ein Organsystem in seiner funktionellen Ausbreitung und energetischen Ausstrahlung erfassen.

Das heißt: Es ist etwa bei Herzproblemen nicht sinnvoll, nur eine Organzone *Herz* (z.B. Punkt unter dem Grundgelenk der 4. Zehe links) zu drücken. Wesentlich zielführender im Sinne einer funktionellen Behandlung ist die großflächige Massage der Reflexzone *Herz* (die Reflexzone *Herz* umfaßt die gesamte Bezugszone Brust links und einen Teil der Bezugszone Brust rechts, liegt somit großflächig im KR-III).

Die Zeichnungen beinhalten sowohl Reflex- als auch Organzonen. Wir haben die Zonen entsprechend ihrer Wichtigkeit für das Grundprogramm (siehe Seite 123) ausgewählt und dargestellt.

Sollten Sie eine spezielle Zone in den Zeichnungen nicht finden, so gehen Sie bitte vor wie unter „Organzonen" beschrieben.

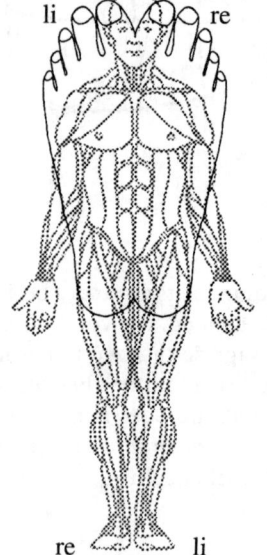

Gekreuzte Darstellung

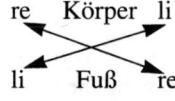

Körpervorderseite entspricht Fußrücken;
Körperrückseite entspricht Fußsohle.

---

* Reflexzonen nach Weiglhofer/Soder-F. sind nicht oder nur zum Teil identisch mit bisherigen Bezeichnungen. Wir unterscheiden zwischen den großflächigen Massagegebieten, in denen Organe und Organsysteme in der Gesamtausstrahlung erreicht werden (RZ) und anderen, oft sehr kleinen Stellen innerhalb eines Organes oder Körperteiles (OZ).

4. Die Organzonen

Organzonen (beziehungsweise Organpunkte) sind kleine, exakt umschriebene Bereiche am Fuß, die Organen und Organteilen oder einfach bestimmten Stellen am Körper entsprechen.

Wie findet man diese Organzonen? Sehen Sie anhand eines Beispiels, wie Sie diese scheinbar schwierige Aufgabe leicht lösen:

Sie haben im Rahmen einer Allgemeinerkrankung rissige Mundwinkel bekommen. Neben der Behandlung dieser Allgemeinerkrankung möchten Sie gezielt auf die Mundwinkel einwirken.

Der *Homunculus* zeigt die Lippen (= ein Teil des Mundes) über der ersten und zweiten Zehe.

Aus den Zeichnungen der *Bezugszone II* = Kopf ersehen Sie, daß die Reflexzone *Mund* mit Lippen, Mundhöhle, Zunge, Wangen, Kiefer etc. einen ziemlich großen Raum einnimmt.

Bei irgendwelchen Problemen im großen Bereich *Mund* ist also vorerst mehrmals die gesamte Reflexzone Mund zu massieren. Dabei wird man auf schmerzhafte oder verhärtete oder sonstwie veränderte, größere oder kleinere Stellen achten und wird so zu den *Organzonen* finden und diese zusätzlich speziell massieren.

In unserem Beispiel wird das eine Stelle an der Falte zwischen der zweiten und dritten Zehe sein.

Innerhalb einer Reflexzone kann man zu ein und demselben Organ mehrere zugehörige Oz finden. Ist ein Organ im gesamten krank, wird das Organ als Oz erscheinen. Sind jedoch in ein und demselben Organ nur Teile oder mehrere voneinander unabhängige erkrankte Stellen vorhanden, können mehrere für dieses Organ zuständige Organzonen (Oz) gefunden werden.

Ein Beispiel: Der Magen findet sich im Körperring III. Mit der FRZM werden wir für den Magen in diesem Gebiet ansetzen (Reflexzone). Sind nun der Magen*eingang* u n d der Magen*ausgang* erkrankt, werden wir eine OZ am linken (Eingang) und rechten Fuß (Ausgang) feststellen, und so gezielt behandeln können.

Auch (Operations)Narben werden von uns als Oz bezeichnet und mit der FRZM als solche therapiert.

Im Rahmen dieses Buches werden Organzonen im obigen Sinn nur so weit aufgezeigt, als sie für die Gesundheitspflege und die Behandlung von leichten Gesundheitsstörungen wichtig erscheinen.

5. Die Zonen, Zeichnungen und Beschreibung

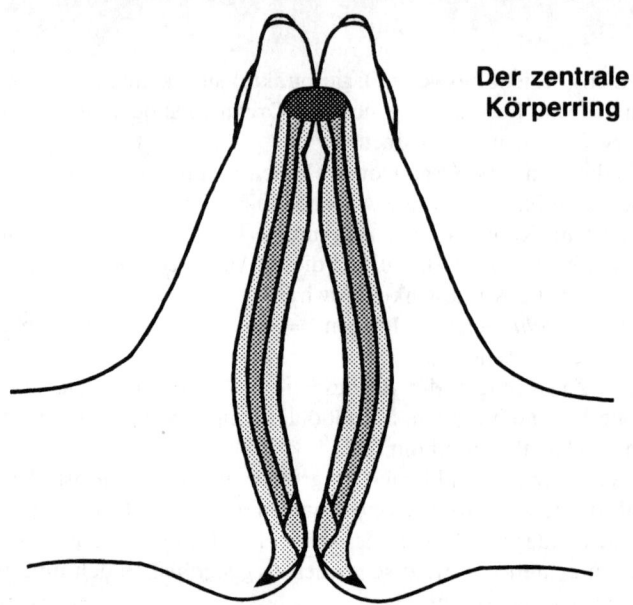

Der zentrale Körperring

KR I: Der „zentrale" Körperring

Der doppelkegelförmige „zentrale" Körperring verläuft entlang beider Fußinnenkanten und umgibt großzügig die „Wirbelsäule". Er beginnt jeweils seitlich der Großzehenbeeren und reicht bis zum Ende der Fersen, dabei erscheint die WS der Länge nach halbiert. Der KR I hat nervale und reflektorische Beziehung zu allen Teilen des Körpers und soll daher bei jeder FRZM sorgfältig durchgearbeitet werden.

Der KR I ist die Stütze und die „Schaltzentrale" des Körpers.

Der KR I umfaßt im wesentlichen folgende anatomischen Strukturen:	*Die reflektorische Entsprechung am Fuß finden Sie:*
je ein Teil der längshalbierten Wirbelsäule;	in der Innenkante des gleichseitigen Fußes;
knöcherne Wirbelsäule mit Wirbelkörpern und -bögen;	entlang der Knochenkanten jeweils am Innenrist beider Füße;
Dornfortsätze;	auf ihnen „steht" man;
Querfortsätze, Nervenaustritte;	in der Tiefe der Innenkanten;

Rückenmark;
Rückenmuskeln, lange und kurze;
Kreuzbein und Steißbein.

weiter sohlenseitig;
sohlenseitig an den Innenkanten;
je zur Hälfte in den Fersen.

Körperring 1: Bezugszone Wirbelsäule

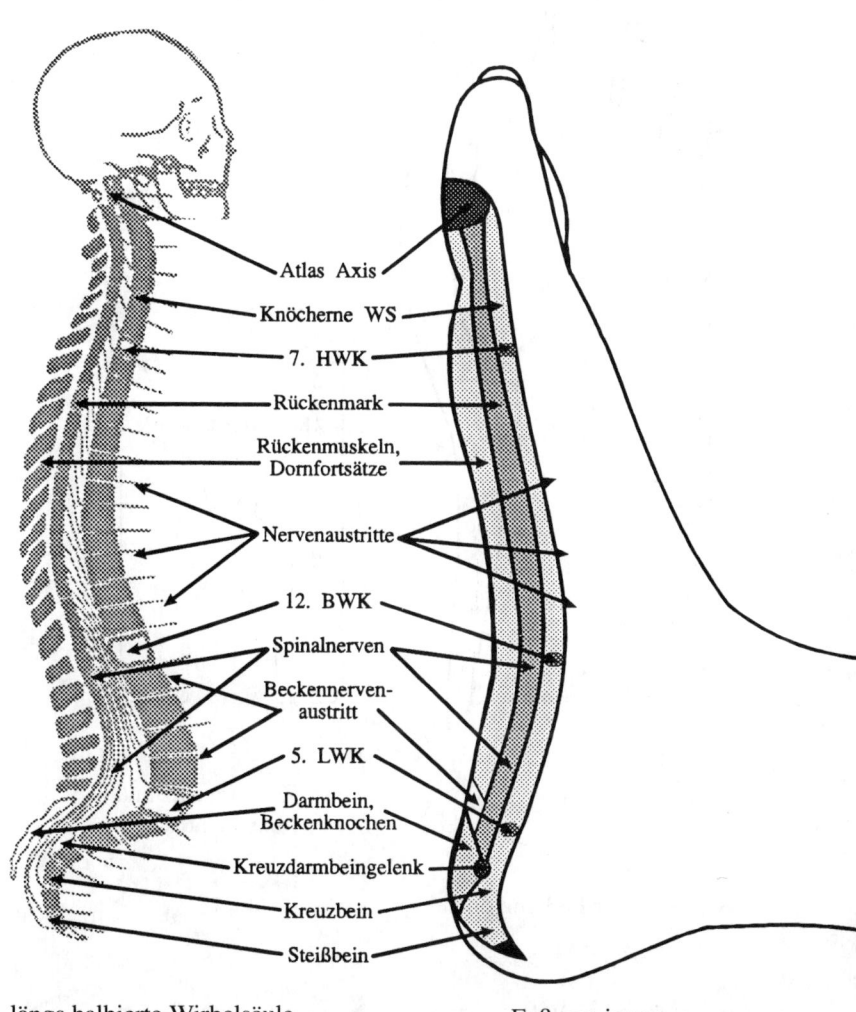

Atlas Axis

Knöcherne WS

7. HWK

Rückenmark

Rückenmuskeln,
Dornfortsätze

Nervenaustritte

12. BWK

Spinalnerven

Beckennerven-
austritt

5. LWK

Darmbein,
Beckenknochen

Kreuzdarmbeingelenk

Kreuzbein

Steißbein

längs halbierte Wirbelsäule

Fuß von innen

Der Bewegungsapparat*

Extremitäten, Muskeln, Gelenke,
Nervenaustritte und -segmente

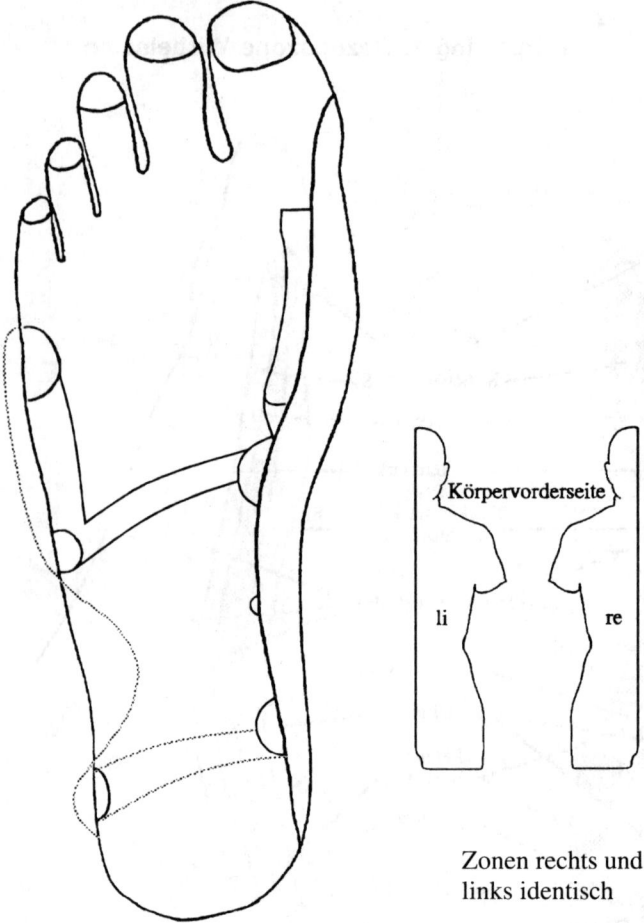

Körpervorderseite

li   re

Zonen rechts und
links identisch

linker Fuß von oben

---

* Gilt als zusätzliche, aus dem Übereinandergreifen der Körperringe resultierende Bezugszone.

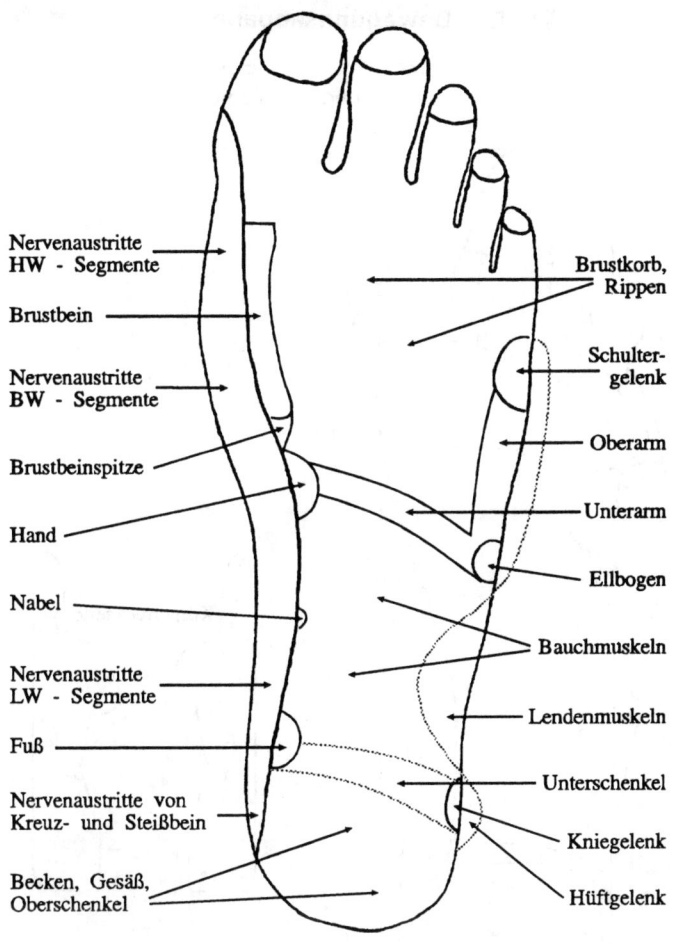

Nervenaustritte
HW - Segmente

Brustbein

Nervenaustritte
BW - Segmente

Brustbeinspitze

Hand

Nabel

Nervenaustritte
LW - Segmente

Fuß

Nervenaustritte von
Kreuz- und Steißbein

Becken, Gesäß,
Oberschenkel

Brustkorb,
Rippen

Schulter-
gelenk

Oberarm

Unterarm

Ellbogen

Bauchmuskeln

Lendenmuskeln

Unterschenkel

Kniegelenk

Hüftgelenk

rechter Fuß von oben

87

Der Bewegungsapparat

Extremitäten, Muskeln, Gelenke,
Nervenaustritte und -segmente

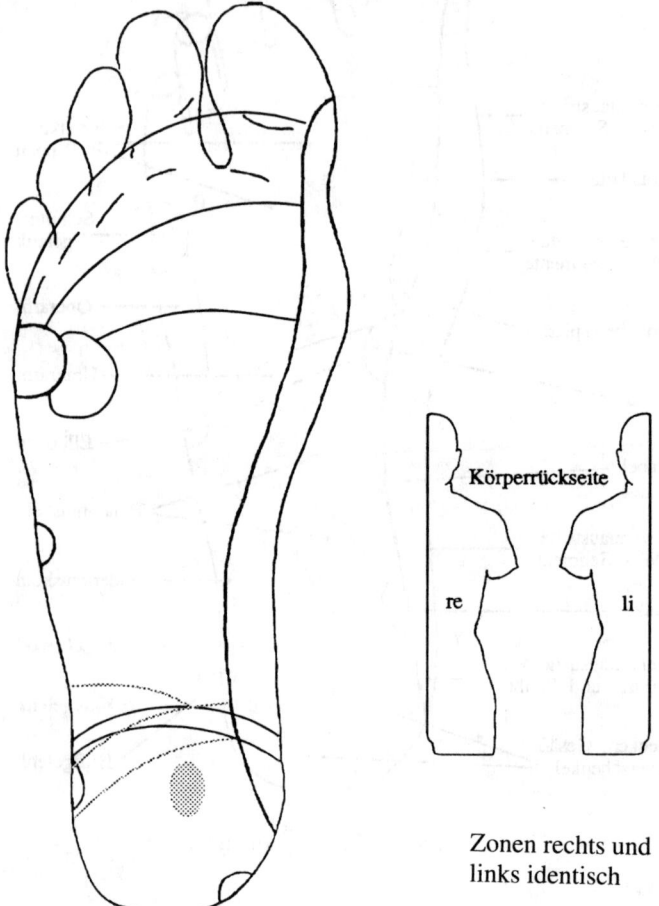

Körperrückseite

re   li

Zonen rechts und
links identisch

rechter Fuß von unten

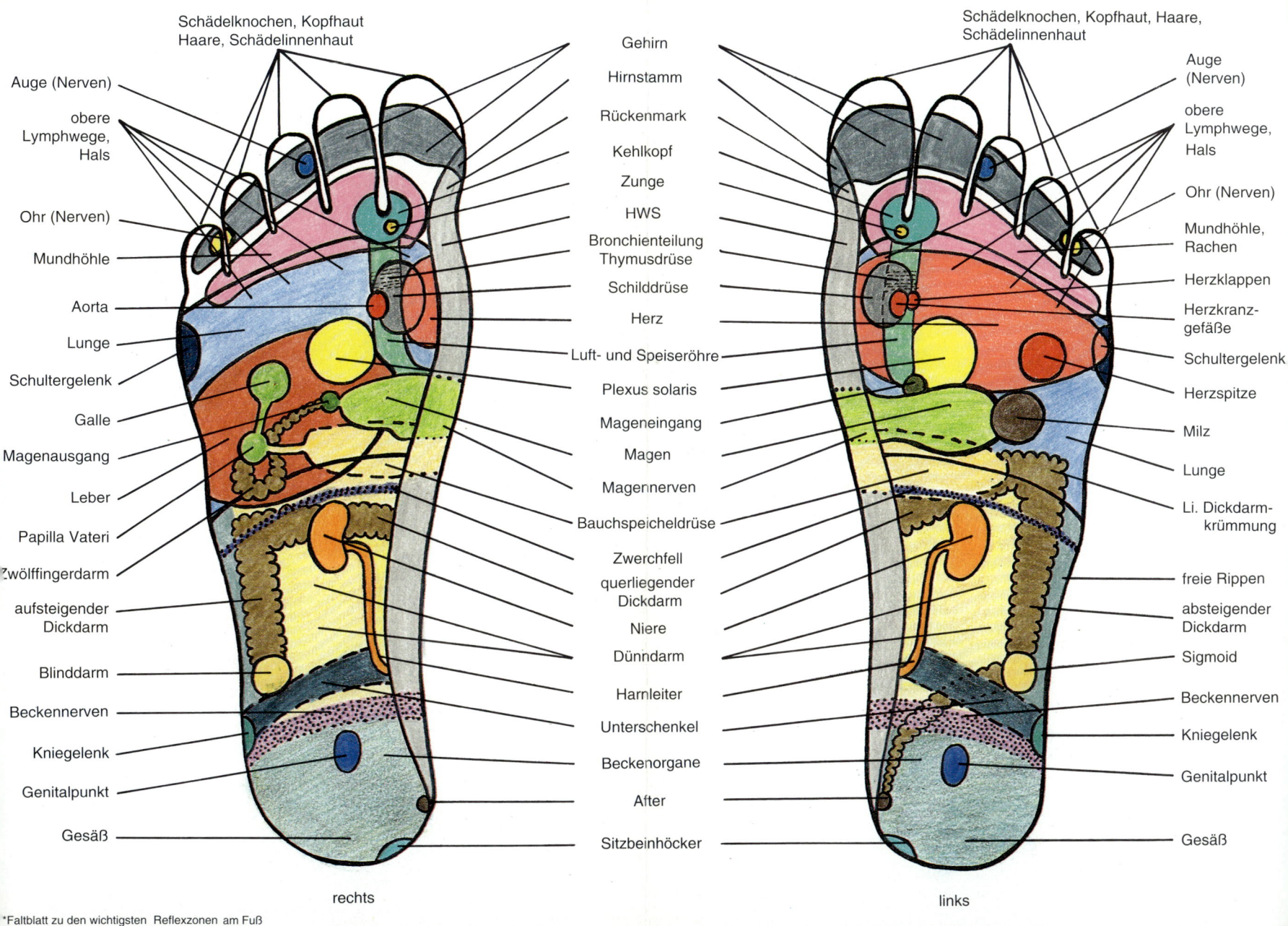

Schädelknochen, Kopfhaut Haare, Schädelinnenhaut

Auge (Nerven)

obere Lymphwege, Hals

Ohr (Nerven)

Mundhöhle

Aorta

Lunge

Schultergelenk

Galle

Magenausgang

Leber

Papilla Vateri

Zwölffingerdarm

aufsteigender Dickdarm

Blinddarm

Beckennerven

Kniegelenk

Genitalpunkt

Gesäß

rechts

Gehirn

Hirnstamm

Rückenmark

Kehlkopf

Zunge

HWS

Bronchienteilung Thymusdrüse

Schilddrüse

Herz

Luft- und Speiseröhre

Plexus solaris

Mageneingang

Magen

Magennerven

Bauchspeicheldrüse

Zwerchfell

querliegender Dickdarm

Niere

Dünndarm

Harnleiter

Unterschenkel

Beckenorgane

After

Sitzbeinhöcker

Schädelknochen, Kopfhaut, Haare, Schädelinnenhaut

Auge (Nerven)

obere Lymphwege, Hals

Ohr (Nerven)

Mundhöhle, Rachen

Herzklappen

Herzkranz-gefäße

Schultergelenk

Herzspitze

Milz

Lunge

Li. Dickdarm-krümmung

freie Rippen

absteigender Dickdarm

Sigmoid

Beckennerven

Kniegelenk

Genitalpunkt

Gesäß

links

*Faltblatt zu den wichtigsten Reflexzonen am Fuß

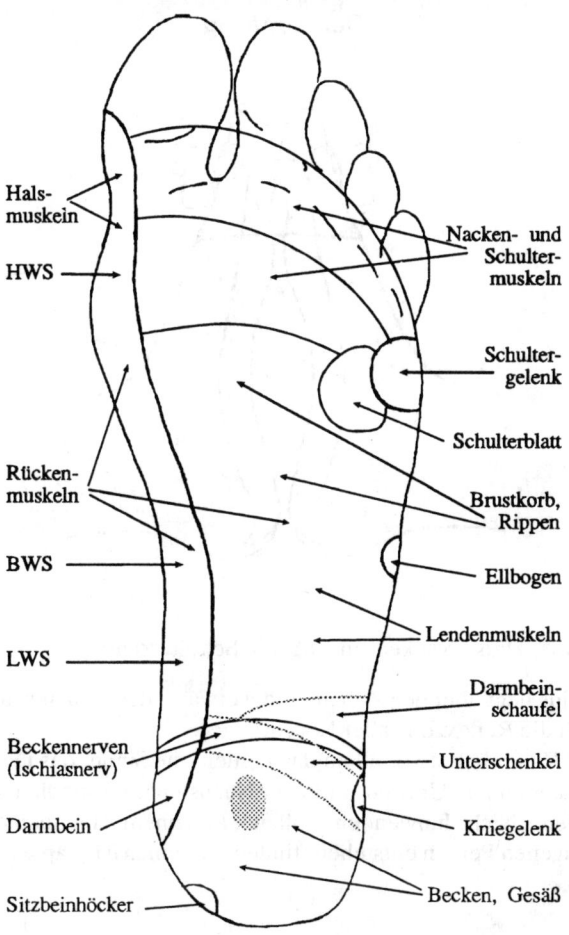

Hals-
muskeln

HWS

Rücken-
muskeln

BWS

LWS

Beckennerven
(Ischiasnerv)

Darmbein

Sitzbeinhöcker

Nacken- und
Schulter-
muskeln

Schulter-
gelenk

Schulterblatt

Brustkorb,
Rippen

Ellbogen

Lendenmuskeln

Darmbein-
schaufel

Unterschenkel

Kniegelenk

Becken, Gesäß

linker Fuß von unten

Der Kopfring

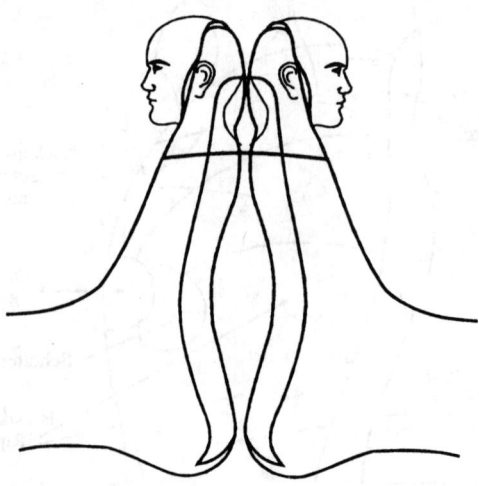

KR II: Kopf, Hals, Nacken und oberer Schulterrand

Der Kopfring liegt über den Zehen, endet etwa an den Zehengrundgelenken und enthält die Reflexzone aller Kopforgane.

Der KR II beinhaltet vor allem das Fühlen, die Sinne, das Denken, auch das „Hinwenden zur Umwelt und zum Nächsten". Gesundheitsstörungen, die aus einem „Nicht-hinwenden-Wollen", aus einem Ablehnen der Umwelt oder der eigenen Person entstehen, finden hier einen Therapieansatz.

Körperring 2: Bezugszone Kopf

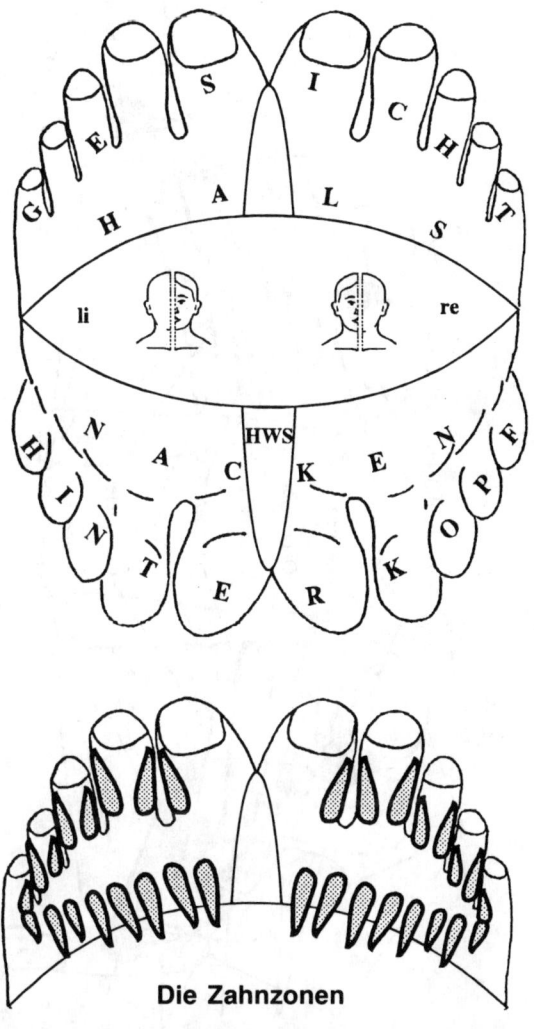

Die Zahnzonen

Fußrücken: Zähne und Zahnhalteapparat
Fußsohle: zahnversorgende Nerven und Gefäße

Körperring 2: Bezugszone Kopf

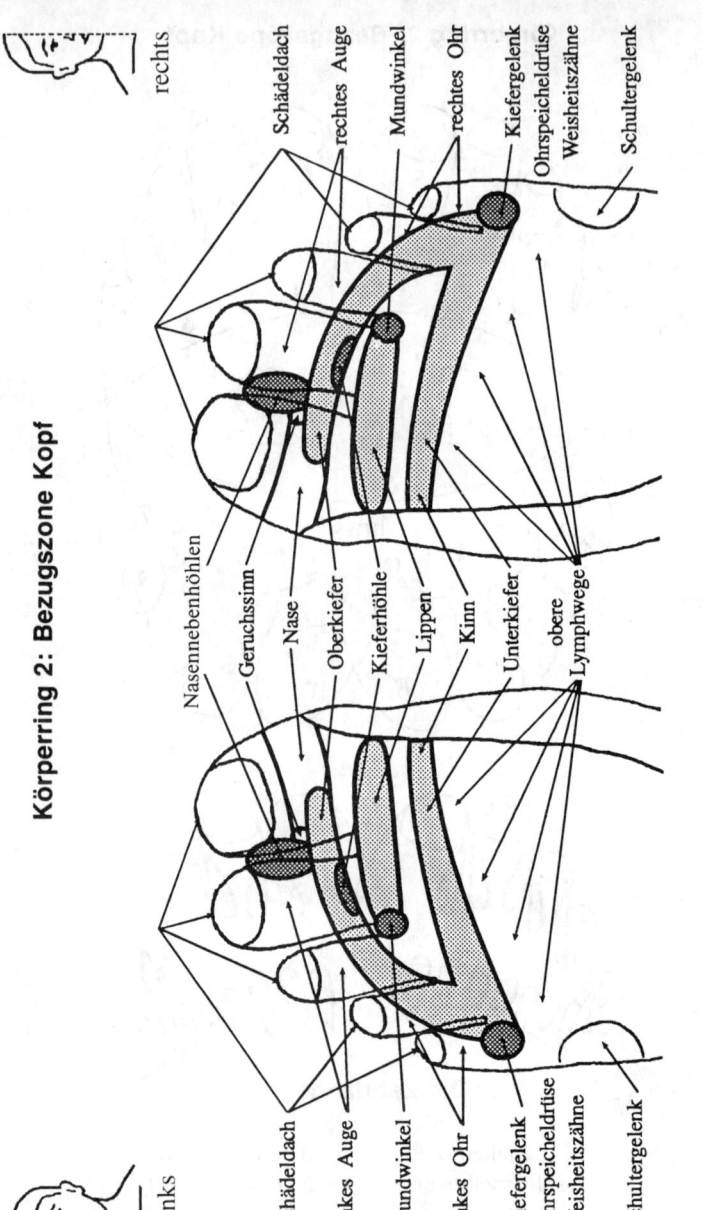

rechts

Schädeldach
rechtes Auge
Mundwinkel
rechtes Ohr
Kiefergelenk
Ohrspeicheldrüse
Weisheitszähne
Schultergelenk

rechts

Nasennebenhöhlen
Geruchssinn
Nase
Oberkiefer
Kieferhöhle
Lippen
Kinn
Unterkiefer
obere Lymphwege

Fuß von oben

Schädeldach
linkes Auge
Mundwinkel
linkes Ohr
Kiefergelenk
Ohrspeicheldrüse
Weisheitszähne
Schultergelenk

links

links

92

Körperring 2: Bezugszone Kopf

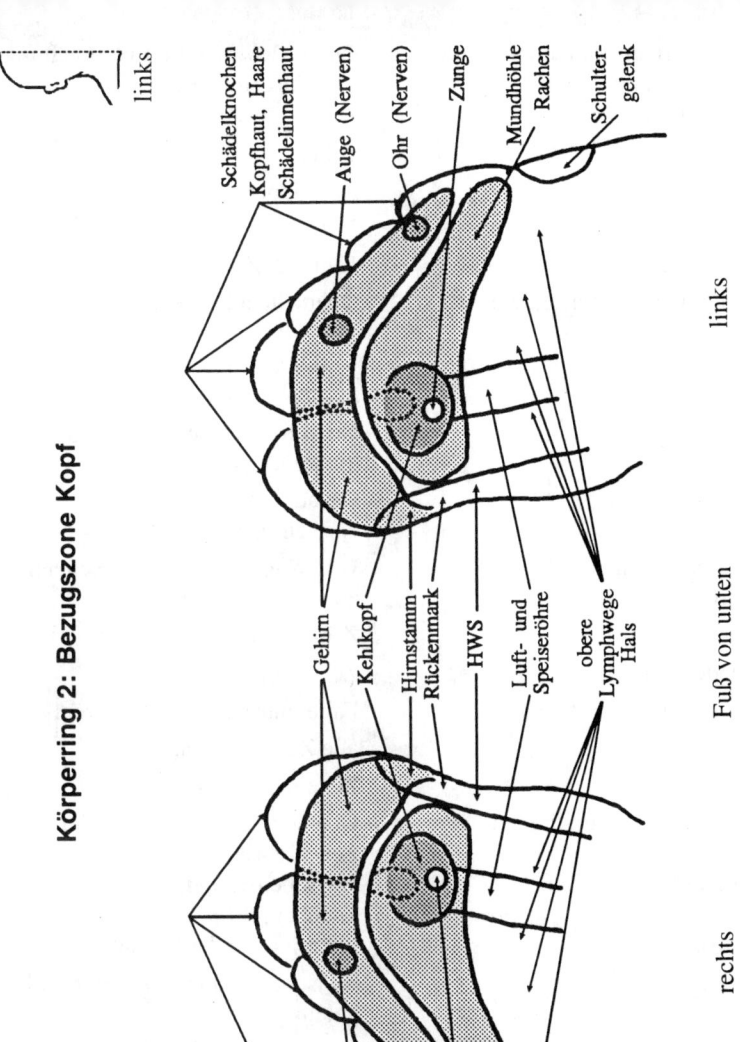

links (Schaubild oben links)

Schädelknochen
Kopfhaut, Haare
Schädelinnenhaut

Auge (Nerven)

Ohr (Nerven)

Zunge

Mundhöhle
Rachen

Schulter-
gelenk

rechts (Schaubild unten)

Schädelknochen
Kopfhaut, Haare
Schädelinnenhaut

Auge (Nerven)

Ohr (Nerven)

Zunge

Mundhöhle
Rachen

Schulter-
gelenk

Gehirn

Kehlkopf

Hirnstamm
Rückenmark

HWS

Luft- und
Speiseröhre

obere
Lymphwege
Hals

links

rechts

Fuß von unten

93

Der KR II umfaßt im wesentlichen folgende anatomischen Strukturen:	Die reflektorische Entsprechung am Fuß finden Sie:
Kopf;	Zehen;
Gesicht;	Zehenoberseite;
Nase;	1. Zehe;
Lippen + Zunge;	1. und 2. Zehe;
Mundhöhle, Kiefer, Zähne, Wangen;	Oberseite aller Zehen;
Augen;	2. und 3. Zehe; Organ: Oberseite; Nerven: Unterseite;
Ohren;	4. und 5. Zehe; Organ: Oberseite; Nerven: Unterseite;
Stirn, Stirnhöhlen; Haare;	vom Nagelbett über die Zehennägel zu den Zehenbeeren;
Hinterkopf;	Zehenbeeren;
Schädeldach;	Zehenkuppen;
Schädelbasis;	Falte unter den Zehenbeeren;
Gehirn;	alle Zehenbeeren;
Hals;	Zehenhälse;
Rachenhöhle, Mundhöhle;	Oberseite und Unterseite der Zehenhälse;
Kehlkopf, Speiseröhre;	zwischen 1. und 2. Mittelfußknochen, vor allem an der Fußsohle;
Luftröhre;	
Schilddrüse;	zwischen 1. und 2. Zehengrundgelenk;
Nacken + oberer Schulterrand;	Übergang von den Zehen zur Sohle;
Muskeln, Nerven und Gefäße von Kopf, Hals und Nacken.	vor allem an den Innenseiten der Zehenhälse.

Der Brustring

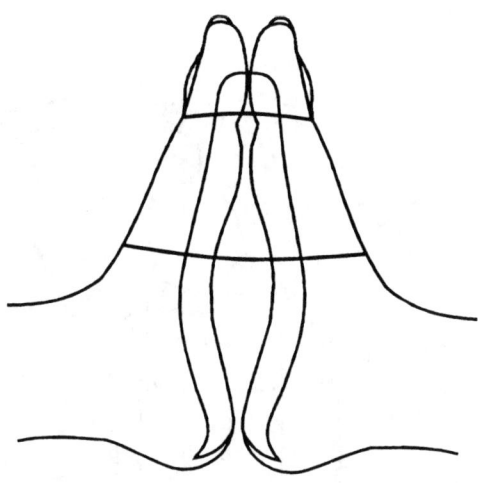

KR III: Brustkorb und Brustorgane, Schultern und Arme

Der Brustring KR III reicht vom oberen Schulterrand bis zum unteren Rippenrand. Am Fuß liegt er über und unter den Mittelfußknochen.

Über den KR III sind – neben vielen anderen – alle Funktionen beeinflußbar, die im weitesten Sinne mit „Blut" zu tun haben: über dem linken Fußrücken liegt großflächig das „Blut als Organ"; im KR III liegen die Reflexzonen für Atmung, Herz und Kreislauf, über die Zone „Brustbein" wird die Blutbildung angeregt.

Körperring 3: Bezugszone Brust

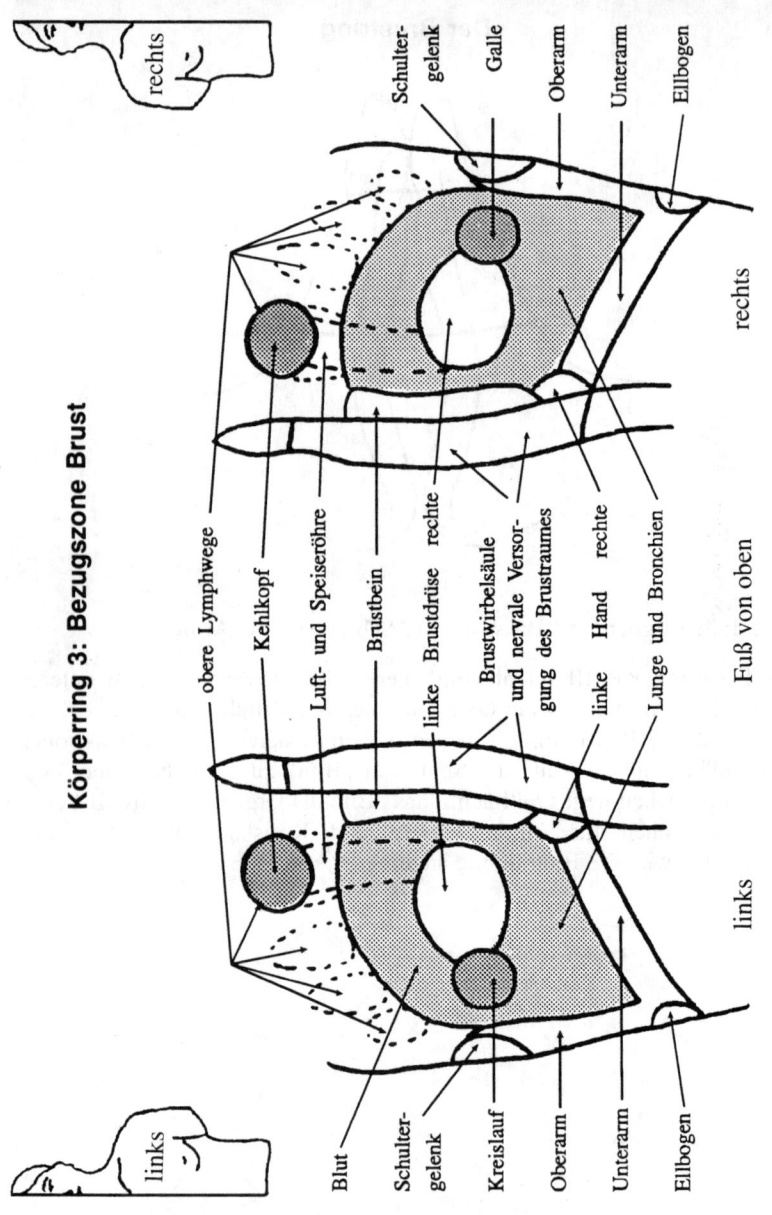

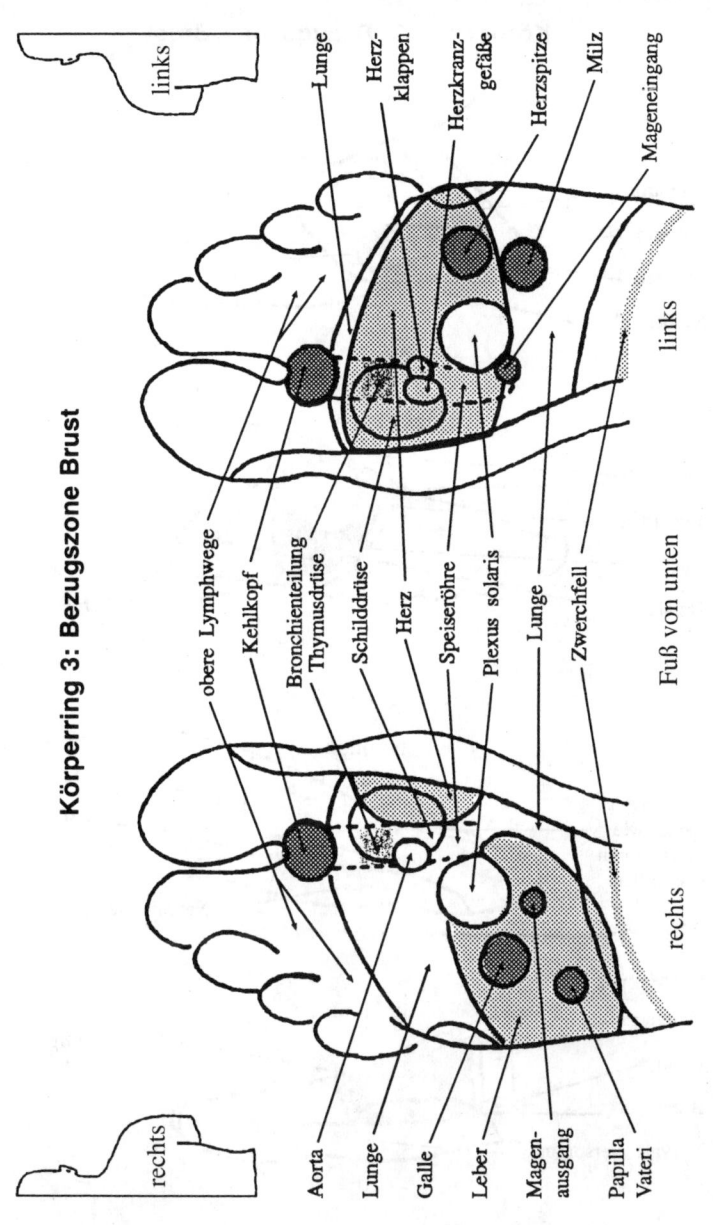

Körperring 3: Bezugszone Brust

links

rechts

Lunge
Herz-klappen
Herzkranz-gefäße
Herzspitze
Milz
Mageneingang

links

obere Lymphwege
Kehlkopf
Bronchienteilung
Thymusdrüse
Schilddrüse
Herz
Speiseröhre
Plexus solaris
Lunge
Zwerchfell

Fuß von unten

rechts

Aorta
Lunge
Galle
Leber
Magen-ausgang
Papilla Vateri

97

Körperring 3: Bezugszone Brust

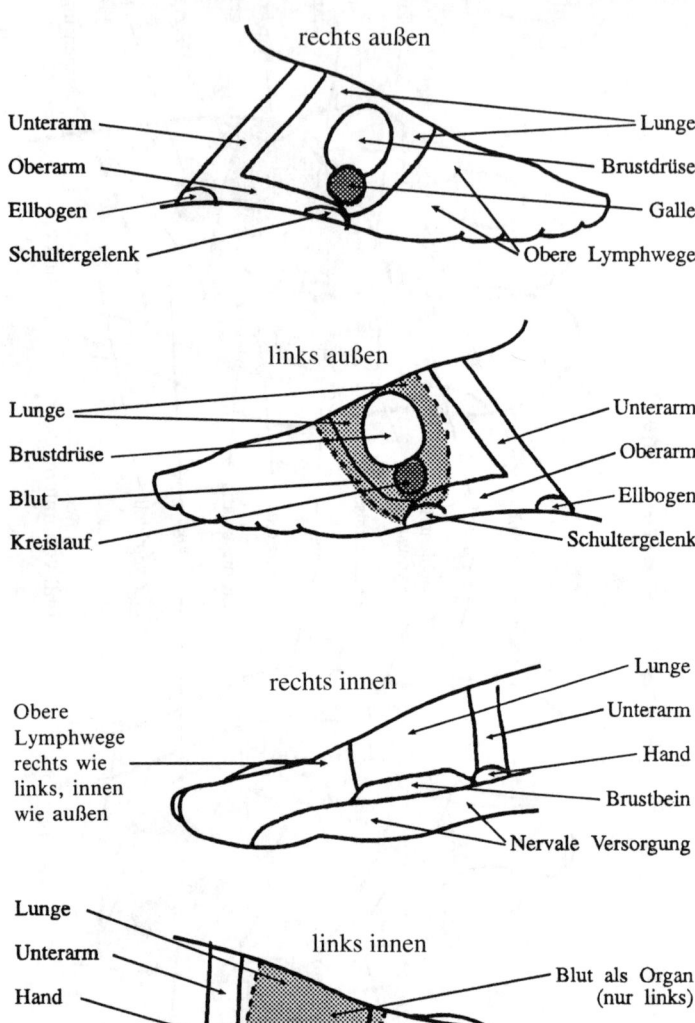

rechts außen

Unterarm — Lunge
Oberarm — Brustdrüse
Ellbogen — Galle
Schultergelenk — Obere Lymphwege

links außen

Lunge — Unterarm
Brustdrüse — Oberarm
Blut — Ellbogen
Kreislauf — Schultergelenk

rechts innen

Lunge
Obere Lymphwege rechts wie links, innen wie außen — Unterarm
Hand
Brustbein
Nervale Versorgung

links innen

Lunge
Unterarm
Hand
Brustbein
Nervale Versorgung
Blut als Organ (nur links)

Der KR III umfaßt im wesentlichen folgende anatomische Strukturen:

Die reflektorische Entsprechung am Fuß finden Sie:

Brustkorb mit Rippen und Brustbein, Lunge;	über und unter beiden Vorfüßen;
Luft- und Speiseröhre;	zwischen dem 1. und 2. Mittelfußknochen;
Zwerchfell; Unterarme; unterer Rippenbogen;	untereinander am Ende der Mittelfußknochen, hin zur Fußwurzel;
Schultergelenke; Oberarme;	um das 5. Zehengrundgelenk, seitlich entlang der Außenkante im Bereich des Vorfußes;
Brust;	am Vorfuß;
Schilddrüse;	zwischen und unter dem 1. + 2. Zehengrundgelenk;
Solarplexus (Sonnengeflecht)	seitlich der unteren Hälfte des Fußballens;
Herz;	vor allem linke Sohle im Vorfußbereich (RZ) bzw. mehrere OZ;
Kreislauf;	an der Fußoberseite;
Galle.	rechte Sohle, etwas unter dem Grundgelenk der 4. Zehe.

Der Bauchring

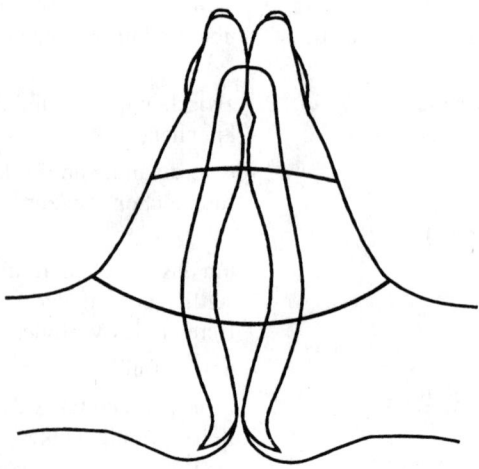

KR IV: Ober- und Unterbauch

Der Bauchring liegt in seinem Zentrum über beziehungsweise unter den Fußwurzelknochen und reicht nach oben etwas über die Mittelfußknochen. Die wichtigsten Funktionen im KR IV: Verdauung und Ausscheidung, die „Ver- und Entsorgung" des Körpers; auch wichtige Energie-Depots liegen hier*.

---

* Neben der Beziehung zur grobstofflichen Energie gibt es über die hier liegenden Chakren eine solche auch zur feinstofflichen Energie.

Körperringe 4 und 5: Bauch und Becken

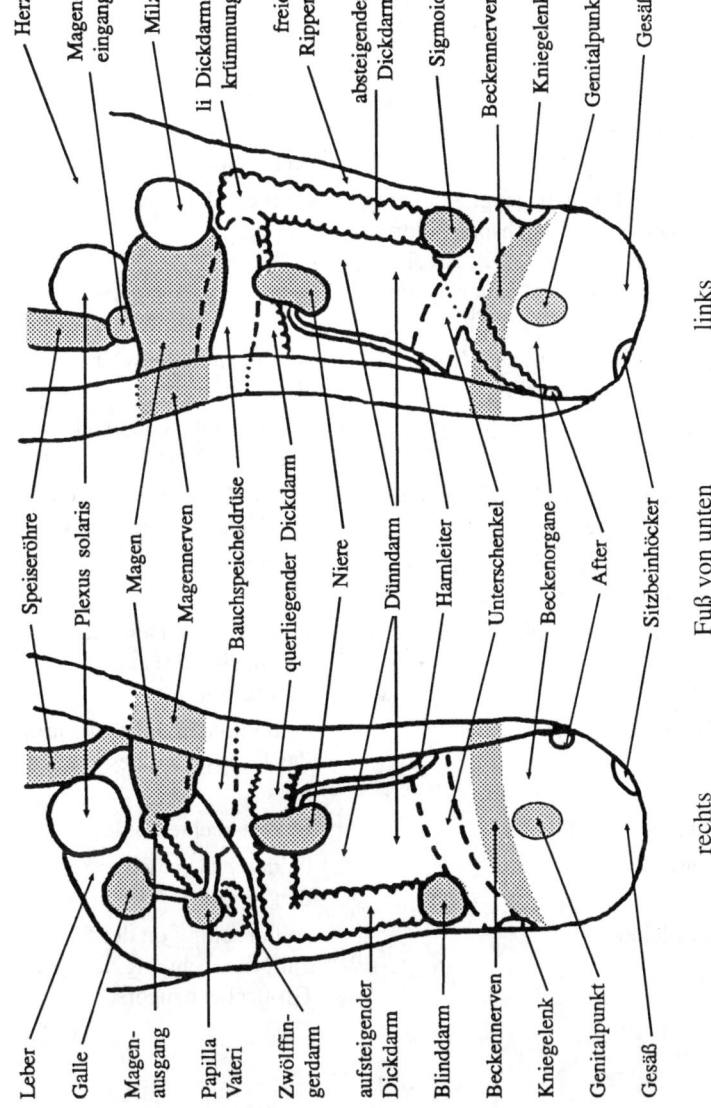

links: Herz, Mageneingang, Milz, li Dickdarmkrümmung, freie Rippen, absteigender Dickdarm, Sigmoid, Beckennerven, Kniegelenk, Genitalpunkt, Gesäß

Speiseröhre, Plexus solaris, Magen, Magennerven, Bauchspeicheldrüse, querliegender Dickdarm, Niere, Dünndarm, Harnleiter, Unterschenkel, Beckenorgane, After, Sitzbeinhöcker

links

Fuß von unten

rechts

Leber, Galle, Magenausgang, Papilla Vateri, Zwölffingerdarm, aufsteigender Dickdarm, Blinddarm, Beckennerven, Kniegelenk, Genitalpunkt, Gesäß

101

Der KR IV umfaßt im wesentlichen folgende anatomischen Strukturen:	Die reflektorische Entsprechung am Fuß finden Sie:
Bauchdecke;	am Fußrücken;
Bauchorgane;	Fußsohlen;
Leber, Galle;	rechte Sohle;
Magen, Magenausgang, Mündung von Galle und Bauchspeicheldrüse in den Dünndarm (P.V.), Zwölffingerdarm, Kopf der Bauchspeicheldrüse;	im rechten Fußgewölbe, vorderer Bereich;
Magen, Mageneingang, Milz, Bauchspeicheldrüse;	im linken Fußgewölbe, vorderer Bereich;
Blinddarm;	rechte Sohle, äußerer Teil vor der Ferse + OZ am Fußrücken;
aufsteigender und querliegender Dickdarm, rechte Niere;	rechte Sohle, rückwärtiger Gewölbebereich;
querliegender und absteigender Dickdarm, linke Niere;	linke Sohle;
Sigma (Teil des Dickdarms)	linke Sohle fersenwärts außen und unten, eine Entsprechung (OZ) am Fußrücken;
Dünndarm;	beide Sohlen, im rückwärtigen Teil des Längsgewölbes zur Fußmitte hin
Niere;	linke + rechte Sohle;
Blase;	beiderseits an den Innenkanten vor den Fersen;
Harnleiter;	sohlenseitig von der Blase aufwärts zur Niere, entlang der Sehne des Großzehenbeugers.

Der Beckenring

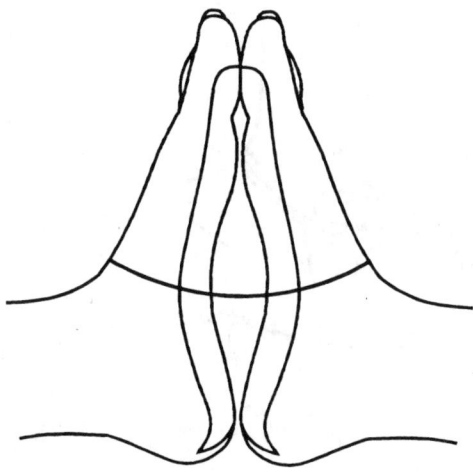

KR V: Unterleib, Becken, untere Extremitäten

Der Beckenring umschließt die Fersen und die Sprunggelenke. Auch der gesamte Unterschenkel hat Beziehung zum Becken, die Lage des Unterschenkels am Homunculus verdeutlicht dies sehr gut (nerval und reflektorisch gleiches Versorgungsgebiet).

„Hergeben" im weitesten Sinne ist eine Aufgabe dieses Bereiches. Wer etwa im psychischen Bereich nicht „hergeben", Gewesenes nicht „ablegen" kann, hat häufig Probleme im KR V.

Körperringe 4 und 5: Bauch und Becken

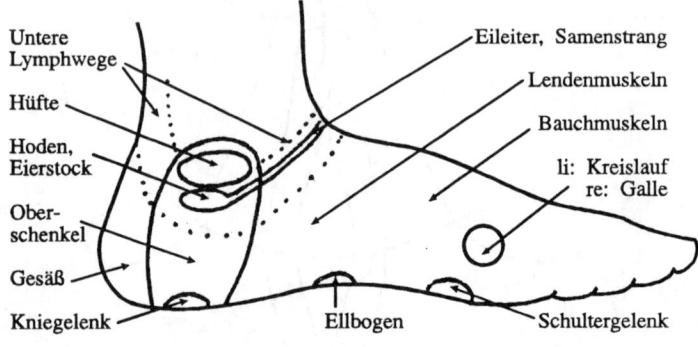

Untere Lymphwege
Hüfte
Hoden, Eierstock
Oberschenkel
Gesäß
Kniegelenk

Eileiter, Samenstrang
Lendenmuskeln
Bauchmuskeln
li: Kreislauf
re: Galle

Ellbogen
Schultergelenk

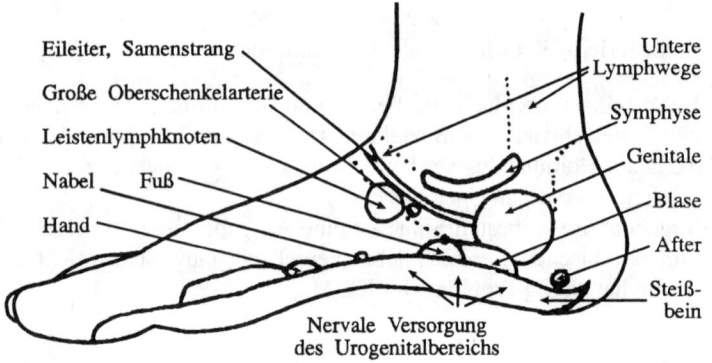

Eileiter, Samenstrang
Große Oberschenkelarterie
Leistenlymphknoten
Nabel   Fuß
Hand

Untere Lymphwege
Symphyse
Genitale
Blase
After
Steißbein

Nervale Versorgung
des Urogenitalbereichs

Der KR V umfaßt im wesentlichen folgende anatomischen Strukturen:	Die reflektorische Entsprechung am Fuß finden Sie:
Gesäß + Oberschenkel; knöchernes Becken;	Ferse; an der Sohle der Ferse;
Eierstock, Hoden;	unter den Außenknöcheln;
Gebärmutter, Prostata;	unter den Innenknöcheln;
Eileiter, Samenstrang;	vorne um die Sprunggelenke herum;
untere Lymphwege;	rund um die Sprunggelenke und um die Innen- und Außenknöcheln und beiderseits der Achillessehnen;
After, Mastdarm;	mehr links als rechts an der Innenkante der Ferse;
Ischiasnerv;	läuft von der Innenkante der Ferse vor dem Fersenballen;
Knie;	Außenrand der Ferse, vor der senkrechten Linie hinter dem Außenknöchel;
Hüfte;	unter dem Außenknöchel;
Unterschenkel.	vor dem Fersenballen;

6. Funktionseinheiten

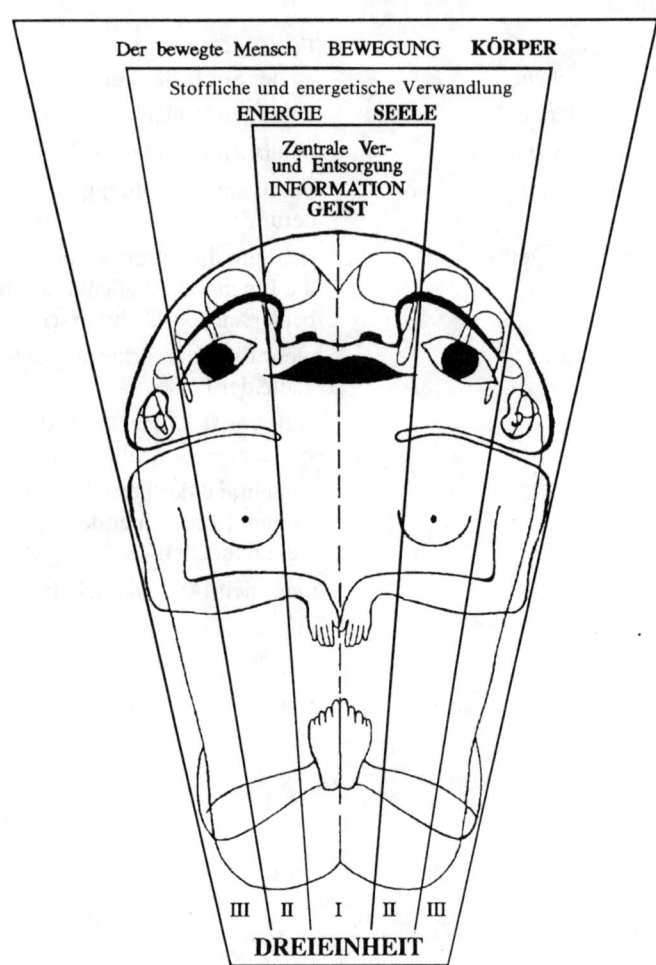

Der bewegte Mensch   BEWEGUNG   **KÖRPER**

Stoffliche und energetische Verwandlung
ENERGIE   SEELE

Zentrale Ver-
und Entsorgung
INFORMATION
GEIST

III   II   I   II   III

DREIEINHEIT

Wir haben den Homunculus der Füße – stellvertretend für den Körper – in zusammengehörende Funktionseinheiten geteilt. Die durch den Körper gedachten Teilungsstreifen, die jeweils zwei Zehen einschließen, beinhalten im wesentlichen den geistigen Teil des Menschen im doppelten Mittelstreifen, den seelischen Teil finden wir in den beiden Abschnitten links und rechts, die von 2. und 3. Zehe ausgehen, und die Abschnitte, ausgehend von 4. und 5. Zehe, rechts und links, entsprechen dem Körper und dessen Bewegung im irdischen Umfeld.

So ergeben sich folgende Funktionseinheiten:

I Die zentrale Ver- und Entsorgung des Körpers
   Diese Einheit entspricht dem Geist und enthält alle Informationen.

II Der stoffliche und energetische Verwandlungsbereich
    Diese Einheit entspricht der Seele sowie der Energie in allen Formen.

III Der bewegte Mensch
     Diese Einheit entspricht dem Körper sowie der Beweglichkeit in der Materie.

Wenn Sie uns gedanklich folgen, werden Sie aus dem nebenstehenden Bild leicht erkennen – auch die Arbeit mit der FRZM wird Ihnen dabei gut helfen –, daß im Mittelstreifen Teile des Gehirns, Nase, Mund, um einiges anzusprechen, und auch der Geschlechtsbereich enthalten sind. Auch die Wirbelsäule gehört zum geistigen Teil des Menschen.

Trennen wir nun die Geschlechter, so liegt der Geschlechtsbereich des Mannes im geistigen Abschnitt, während der Keimbereich der Frau, die Eierstöcke, im seelischen Teil liegen: Seelisches und Geistiges zusammen schaffen Körperliches!

Auch die weibliche Brust und die Augen liegen im seelischen Sektor, während die zu unserer Bewegung notwendigen Gelenke und Gliedmaßen im äußeren, dem Körper zugesprochenen Abschnitt einzuordnen sind.

Die Veröffentlichung eines kleinen Teils der „Funktionseinheiten" in diesem Buch für die FRZM soll zum besseren Verständnis dieser, für die Gesundheit so wertvollen Therapie beitragen.

III. Was uns die Füße sagen

Jedem, der gelernt hat zu verstehen, erzählen die Füße viele Geschichten. Jede chronische Gesundheitsstörung, jede unvollständig ausgeheilte Krankheit, selbst wenn sie Jahre zurückliegt, hinterläßt ihre Spuren. Die Diagnose von Krankheiten bleibt *allein dem Arzt* vorbehalten, jedoch geben die Füße wertvolle Hinweise darauf, wo Unbehagen und Krankheiten möglicherweise herkommen, und helfen so zu gezielter Untersuchung und Therapie.

Im folgenden ein Überblick über die wichtigsten Zeichen am Fuß, wodurch sie entstehen beziehungsweise worauf sie hinweisen.

1. Furchen

Furchen sind mehr oder weniger eingezogene Falten, wobei die Haut sogar überlappen kann. Sie haben nichts mit den Fußlinien (wie Handlinien) und anderen Zeichnungen am Fuß zu tun.

Furchen können entstehen,

– wenn ein *Nerv* geschwächt oder sonstwie geschädigt ist;

– wenn im zugehörigen Körpergebiet *Narben* vorhanden sind;

– durch *Verhärtungen* und *Verspannungen* im reflektorisch zugehörigen Körpergebiet.

Furchen können Hinweis sein auf:

– Stark gerötete oder entzündete Furchen zeigen akute Entzündungen im entsprechenden Gebiet (OZ) an.

– Ein entzündeter, hochroter kleiner Punkt in einer solchen Furche kommt meist von einer Nervenirritation oder dem oft sehr kleinen Krankheitsherd im zugehörigen Organ oder Körpergebiet (OZ).

a) *Furchen am inneren Fersenbereich*
korrespondieren mit Beckenrand, unterer Lendenwirbelsäule und dem Ischiasnerv; Ursachen können Wirbelfehlstellungen, rheumatische Erkrankungen, lumbale Erkrankungen und Ischiasbeschwerden ebenso wie Blasen- und Unterleibserkrankungen sein.

b) *Furchen am Fußballen:* Eine tiefe Einziehung am *fersenseitigen Rand* des Fußballens entspricht am Körper etwa dem Bereich eines tiefen Dekolletés. Sie kann auf Störungen der Schilddrüse ebenso hinweisen wie auf Brustbeinverletzungen, Sodbrennen, eine Zwerchfellhernie oder Herz- und Magenprobleme.

c) *Furchen am Fußballen:* Eine oder mehrere Furchen hintereinander *zwischen erster und zweiter Zehe* laufen über die Reflexzonen von Schilddrüse, siebtem Halswirbelkörper, Herz, Herzkranzgefäße und Aortenbereich. Solche Furchen können aber auch auf Störungen im Bereich der Bronchien und der Speiseröhre bis hin zum Mageneingang (= tiefliegende Furche) hinweisen.

d) *Querlaufende Furche* vom Grundgelenk der vierten Zehe (= Herzzone) *hoch bis zwischen vierte und fünfte Zehe*, auch geteilte Linien möglich: Diese zeigen Störungen an Zwerchfell oder Herz, auch Reste von Lungenaffekten (Keuchhusten, Lungenentzündung etc.) stellen sich so dar.

e) *Querlaufende Furche:* Tiefe Linie quer über die Sohle vom *Fußinnenrand Richtung Zehen:* Durch solche Linien zeigt der Körper Verwindungen an, wie sie durch Wirbelfehlstellungen, Wirbelsäulenverkrümmungen, Skoliose etc. entstehen, auch alte Wirbelbrüche und lange bestehende Osteoporose können dasselbe Bild machen; ebenso Steinbildungen oder Verhärtungen in Organen.

.f) *Kurze Furche* unter dem Grundgelenk der fünften Zehe, beginnend am Fußaußenrand: Affektionen im Schulter- und Schulterblattbereich, wie Luxationen, Prellungen, Frakturen, Entzündungen hinterlassen hier ihre Spuren, wenn sie nicht vollkommen ausgeheilt sind; aber auch chronische Blasenentzündungen mit tageweise starkem Harndrang.

g) *Furchen* an anderen Stellen: Sie zeigen immer ein Geschehen im zugehörigen Körpergebiet.

2. Hautveränderungen

Gelbe Hornhaut: Eher weiche, gelbe, immer wiederkehrende Verdickungen der Haut, vor allem an den Fersen (Risse!), aber auch am äußeren Fußrand, an Großzehe und Großzehenballen und Fußballen weisen auf schwache Verdauung, Magenprobleme und Stoffwechselstörungen hin. Meist besteht eine Empfindlichkeit des Körpers gegen kaltes Wasser, oft ist der Mineralstoffhaushalt in Unordnung, häufig mangelt es diesen Menschen an vitaler Wärme.

Risse, Fissuren können primär durch Stoffwechselstörungen entstehen oder sekundär durch äußere Einflüsse (Wasser oder Austrocknung), vor allem an Fersen mit viel Hornhaut (wie oben unter a). (Siehe dazu: Fußpflege). Kaltes Wasser am Körper meiden!

Brüchige, mehlige Nägel („Holznagel") deuten ebenfalls auf Stoffwechselstörungen hin (vor allem Mineralstoffe und Vitamine). Sie treten meist gemeinsam mit gelber Hornhaut auf (häufig Nagelpilz).
(Andere Nagelveränderungen siehe Seite 118)

Schwartige Hautverdickungen: Harte, mehr glatte, dicke Hornhaut. Schabt man diese ab und schneidet sie durch, so erscheint sie grünlich oder fast durchsichtig. Sie kann an verschiedenen Stellen des Fußes auftreten und weist auf Verhärtungen im zu den entsprechenden RZ und OZ gehörenden Organ hin, oder auf erlittene Krankheiten.

Dicke Hautplatte über der *Lungenzone* (KR III) an der Fußsohle: Sie entsteht bei Rauchern, nach Lungenentzündung, Brustfellentzündung (Pleuraschwarte!), Keuchhusten und anderen Lungenaffekten (Staublunge).

Hornhaut am Verlauf des zweiten (manchmal auch dritten) *Mittelfußknochens* kann ein Hinweis auf eine schwere, nicht ganz ausgeheilte Bronchitis sein. Bei Rauchern findet man sie auch!

Hornhaut am unteren Rand des Großzehenballens und seitlich bis in Höhe des Zehennagels steht in enger Verbindung zu Schädelknochen, Schädelbasis und Nacken. Restzustände von Schädel- und Nackenverletzungen, eine schwere Gehirnerschütterung, ein Schleudertrauma, aber auch nicht ausgeheilte Entzündungen im Kopf- und Nackenbereich hinterlassen hier Spuren.
Neben dicker, schwartiger Haut kann an dieser Stelle auch gelbe Hornhaut entstehen, der Organbezug ist derselbe.

Wichtig: Dicke, schwartige Hornhaut soll nicht übermäßig abgeraspelt werden, denn durch diese Hornhaut werden die zu den Reflexzonen gehörenden chronisch kranken Körperbereiche vor allzu großer reflektorischer Einwirkung geschützt! Wird diese Hornhaut tief entfernt und anschließend zum Beispiel durch Massage oder viel Gehen eine große Reizdichte gesetzt, kann es zu massiven Überreaktionen im entsprechenden Körpergebiet kommen, bis hin zu einer Entzündung. Gleichzeitig kann sich auch die Stelle am Fuß entzünden.

Im Zuge der Behandlung (siehe Behandlung chronischer Erkrankungen), mit fortschreitender Besserung des Zustandes, zeigt sich eine Erweichung der Hornhaut. Diese soll nach und nach immer nur teilweise entfernt werden.

Rauhe Haut: Dünn oder dick, kann gelb, grau oder dunkel sein, kann jucken; erscheint vor allem am Fußrücken, sieht aus wie ,,Grind'', wie ungewaschen. Diese Hautveränderungen stehen in Verbindung zu *Haut, Schleimhäuten, Faszien* und *Innenauskleidungen* der Organe beziehungsweise zu Körpergebieten, über deren Reflexzonen sie in Erscheinung treten (häufig Toxinschäden).

Am häufigsten sieht man diese rauhe Haut am *Rücken der Großzehe*, also im Bereich der Reflexzone für Stirn- und Kieferhöhlen, Nase und Mund. Sie zeigen alte, ungenügend ausgeheilte Infekte in diesem Gebiet (siehe auch Behandlung chronischer Erkrankungen).

Glatte, ausgetrocknete Haut (wie ungegerbte Tierhaut): Meist kalt, leer, wie ohne Körper. Reißt leicht auf, schilfert; oft stechende, brennende Blasen. Solche Haut ist ein Hinweis auf *Gicht* oder *Rheuma*, oder nicht gut ausgeheilten Kinderkrankheiten (meist Scharlach). Häufig ist die gesamte Körperhaut in ihrer Funktion gestört, auch Haare und Nägel sind meist nicht in Ordnung (*Mineralstoffhaushalt* beachten!).

Verfärbungen: Eine stellenweise oder auch generelle Verfärbung der Füße kann viele Ursachen haben. Es bedarf großer Erfahrung, sie richtig einzuschätzen. Verfärbungen der Füße sollten in Relation zur übrigen Haut gesehen werden.

Verfärbung der Haut

Gelbe Verfärbung – überwiegend an der Fußsohle – weist auf kleinere oder größere Störungen im Bereich von Leber-Galle-Bauchspeicheldrüse oder auch der Schilddrüse hin.

Braun-grau-schwärzliche Verfärbungen treten vor allem am Fußrücken auf.

Ursachen sind meist Stoffwechselstörungen, auch lange bestehende, latente Leberstörungen ergeben dieses Bild; ebenso Erkrankungen von Venen oder Arterien, und bei karcerösen Prozessen.

Farbveränderungen in Folge der Durchblutung können unterschiedlich in Erscheinung treten:

Blau weist auf Krämpfe, Krampfneigung (auch Krampfadern) hin.

Blaurot mit Kälte (naßkalt): Solche Verfärbungen treten meist bei Menschen auf, die von gichtischen oder rheumatischen Beschwerden geplagt werden. Häufig sind Blutdruck- und Cholesterin-Werte erhöht. Oft Dünndarmstörungen.

Rot (Fußsohle und -ränder), aufgequollen, *entzündlich*: Gicht, Rheuma oder Arthritis im Schub. Auch bei Störungen im Nervensystem.

Eine *generelle kräftige Rotfärbung* der Füße kann von Problemen im Bereich Stoffwechsel, Blut oder Atmung herrühren, auch vom Herz-Kreislauf-System.

Verfärbung durch Gewebs- und Kapillarschäden: Mangelnde Spannkraft des Gewebes. Brüchigkeit oder erhöhte Durchlässigkeit der Gefäße: Hämatome in allen Farben durch manifeste Grunderkrankungen, auch karceröse Prozesse.

Haut- und Farbveränderungen an Händen und Füßen sind auch durch die Einnahme chemisch-pharmazeutischer Präparate möglich, oder durch Konservierungsmittel und Schadstoffe in der Nahrung. Starke Biertrinker haben etwa fast immer stark gerötete Füße, während täglicher Geschäftsstreß mit viel Ärger sehr oft naßkalte, rot-blau-weiße Füße bringt.

Andere Hautveränderungen ohne Reflexbezug: Sie entstehen durch äußere Einflüsse, sind

– eine *primäre Schädigung* der Haut selbst (siehe Fußpflege)

– *die Folge allergischer Reaktionen* (vor allem gerötete, juckende Stellen; gegebenenfalls sollte man auch die Möglichkeit eines Pilzbefalles erwägen und zum Hautarzt gehen!),

– die Folgen von *Durchblutungsstörungen* in den Beinen.

3. Verhärtungen

Neben oberflächlichen Hautveränderungen gibt es Verhärtungen auch im tiefen Gewebe. Meist sind es Verhärtungen in Form von Knoten, Strängen u.a., vor allem in Muskeln oder an Sehnen. Solche Verhärtungen zeigen immer *lange bestehende Verspannungen* und *Verhärtungen* im zugehörigen Körpergebiet an (in den OZ),

– Ein Beispiel:
Eine teilweise oder auch generelle Verhärtung (mit oder ohne Einziehung) der *Sehne des Großzehenbeugers* zeigt sich bei muskulären Rückenproblemen. Der Reflexbereich für die kurzen und langen Rückenmuskeln erstreckt sich an der Sohle nahe der Innenkante etwa vom Großzehengrundgelenk bis zur Reflexzone der Blase (KR I). Eine Verspannung kann ein- oder beidseitig auftreten!

Eine starke Einziehung an dieser Stelle (siehe auch Fußveränderungen) zeigt einen massiven Druck der Wirbelkörper aufeinander, die Bandscheiben werden stark zusammengedrückt. Solche Menschen sind im Rücken (und nicht selten auch psychisch!) auffallend unbeweglich, haben eine steife Wirbelsäule.

Weiter können Verhärtungen in einem Reflexgebiet von *Narben* im entsprechenden Körperteil kommen, beispielsweise nach einer Blinddarmoperation. (Aber auch eine chronische Blinddarmreizung mit Verwachsungen kann dasselbe Bild erzeugen!)

Verhärtungen können auch psychische, vor allem im Unterbauch somatisierte Probleme zeigen.

4. Quellungen

Quellungen können sowohl unmittelbar unter der Haut als auch tief im Gewebe sicht- oder tastbar sein.

Fühlen sich Haut und/oder Gewebe „*dick*" an, wie *gepolstert*, so befinden sich zugehörige Organe überwiegend in einem Zustand der Energiefülle bis hin zum Energiestau.

Bei entzündlichen Erscheinungen im Körper kommt es häufig in der Reflexzone zu einer *glasig-wäßrigen*, auch *entzündlichen* Veränderung des Gewebes. Solche Stellen sind meist sehr schmerzhaft, röten sich oft nach Berührung. Reflexzonen mit derartigen Quellungen müssen immer sehr vorsichtig behandelt werden, um keine entzündlichen Überreaktionen zu erzeugen und die behandelte Stelle nicht zu schädigen. Verteilend arbeiten, großflächig, mit sanftem Druck ausstreifen.

Allgemeine, großflächige Quellungen am Fuß entstehen sekundär durch Wasserstau in den Beinen (zum Arzt gehen!).

Die häufigsten Lokalisationen von Quellungen

Unter dem Außen-, vor allem aber unter dem Innenknöchel: Quellungen und Schmerzhaftigkeit zeigen hier akute Störungen im Urogenitalbereich an.

Quellungen und Verdickungen zwischen der Achillessehne und den Unterschenkelknochen (,,dicke Beine") zeigen chronische Erkrankungen des Urogenitalbereiches mit Lymphstau und chronische Erkrankungen im Darmbereich an (Hämorrhoiden).

An der Oberseite des Fußes zwischen erster und zweiter Zehe: Hinweis auf Störungen im Bereich Bronchien, Magen, Leber, aber auch Prostata und Gebärmutter (Myome machen häufig dieses Bild).

Generalisierte Verquellungen des Vorfußes (hauptsächlich Oberseite): Herz-, Kreislauf und Lungenprobleme (Herzinsuffizienz: linker Fußrücken stärker verquollen).

Eine Quellung an der Oberseite des Vorfußes seitlich außen (über viertem und fünftem Mittelfußknochen) zeigt eine nervöse Reizblase (siehe Harndrang). Tritt sehr häufig im Klimakterium auf.

5. Einziehungen

Einziehungen entstehen vorwiegend aufgrund weit zurückliegender psychischer Probleme, die vor allem im Nierenbereich somatisiert wurden.

Gesamter Vorfuß, vor allem *Fußrücken*, auch Zehenhälse: Herz, Lunge,

Brustkorb. „Schwach auf der Brust". Ausgezehrt; harte Muskulatur bei geringer Muskelmasse (wird nie ein Bodybuilder!).

Einziehung im gesamten Sprunggelenksbereich zeigt eine Schwäche (auch hormonell) der Unterleibsorgane.

Einziehung an der Fußsohle (Mitte KR IV): Entsteht aufgrund manifester Nierenschäden und deren Folgen (zum Beispiel nach Nierenbecken-entzündung, auch wenn diese Jahre zurückliegt). Auch bei Anlage zu Nierensteinen. Psychische Probleme!

6. Hühneraugen

Hühneraugen wachsen aus der Unterhaut. Sie entstehen durch oft mikroskopisch kleine Veränderungen (Störfelder) im Körper. Die daraus resultierende Störung des Energieflusses („Blitze", Energieentladung) wirkt auf die zugehörige Reflexzone punktuell als Wachstumsreiz. Die Störfelder im Körper können primär körperliche Ursachen haben, aber auch sekundär über die Reflexbahnen durch ständigen Druck (enge Schuhe!) auf die Reflexzone entstehen.*

Ursachen solcher Störfelder können sein:

1. Verhärtungen
2. Narben
3. hormonelle Mißstände
4. Organerkrankungen

Beispiele zu Verhärtungen:

Verhärtungen im Bronchialbereich verschiedenster Genese (Rauchen, Luftverschmutzung, Vorerkrankungen): Hühneraugen im Bereich KR III; meist gleichzeitig schwartige Hornhaut.

---

* Gemäß der medizinischen Darlegung entstehen Hühneraugen durch äußeren Druck, der bis zur Beinhaut am Knochen geht. Dadurch wird die Bildung eines Hühnerauges ausgelöst. Nach unserer Erkenntnis wird das Wachstum eines Hühnerauges jedoch von Energieentladungen aus dem reflektorisch und segmental zugeordneten Körpergebiet verursacht. Dabei mag ein Druckreiz (enge Schuhe) mitentscheiden (bei der Stelle, wo das Hühnerauge auftritt, muß aber nicht).

Beispiele zu Narben:

a) Hühneraugen auf, zwischen und unter den *Zehen* (KR II): Zahnbehandlungen, *Narben* von Zahnextraktionen, Zahnersatz; Erkrankungen im Bereich Mund, Nase, Nasennebenhöhlen, Stirn- und Kieferhöhlen; mögliche Wirbelfehlstellungen beachten!

b) Hühneraugen auf dem Rücken der zweiten und/oder dritten Zehe oder zwischen diesen: Hinweis auf Magenprobleme.

c) Hühneraugen zwischen vierter und fünfter Zehe: Herzprobleme und Ohrenerkrankungen, Leber-Galle-Probleme, Erkrankungen im Bereich Schulter oder Schulterblatt (Schulter-Arm-Syndrom).

d) Hühneraugen auf der fünften Zehe (Rücken, etwas seitlich außen): Blasen- und Ohrenprobleme. Dieser Bereich hat auch Beziehung zum seitlichen Hals und zum Schlüsselbein.

e) Hühneraugen an verschiedenen Stellen am sohlenseitigen Vorfuß, sehr oft innerhalb schwartiger Hornhaut, weisen auf Lungenschäden hin. Meist sind Verkapselungen (TBC oder Fremdstoffe) vorhanden. Jedoch auch Schäden im Brustkorb (interkostal) können Auslöser sein.

Beispiele zu hormonellen Mißständen:

a) Hühneraugen auf oder um den Fußballen herum entstehen bei Störungen im Schilddrüsenbereich.

b) Hühneraugen (meist sehr „stichelige") auf der Ferse (an der Sohle im vorderen Teil der Ferse) weisen auf Störungen im Bereich der Keimdrüsen hin.

7. Warzen

Warzen entstehen aus der Oberhaut. Warzen sind Hauterscheinungen, die keine direkte Verbindung zu Reflexzonen haben. Sie werden entsprechend ihrer Ursache behandelt (Psyche, Stoffwechsel, Infektion). Die klaglose Abheilung kann nach der Behandlung durch den Arzt durch FRZM gefördert werden (siehe Haut).

Warzen sind an den Füßen relativ selten, der Vollständigkeit halber möchten wir sie jedoch mit einbeziehen. Zu beachten sind sie vor allem in Zusammenhang mit Hautverfärbungen und Hautveränderungen. Das Wachstum von Warzen kann von Bakterien, Viren oder von Hautirritationen ausgelöst werden. Besonders im letzteren Fall liegt eine Gesundheitsstörung vor, die Warzen weisen auf Alterungsprozesse hin!

8. Temperatur

Der gesunde Fuß eines gesunden Menschen ist *trocken und warm*. Kurzzeitige Abweichungen sind nicht krankhaft. Lange bestehende Änderungen können reflektorische Beziehung haben (rechter Fuß warm — linker kalt = Herzprobleme).

Naß und kalt: ,,Fischgefühl".

a) Vorwiegend bei *Energiemangel* im Bauch, wenn dieser von Verkrampfungen (vor allem im Dünndarm) mit psychischer Ursache kommt.

b) *Mineralstoffhaushalt.*

c) *Fehlfunktionen* im Schilddrüsenbereich verstärken dieses Fischgefühl.

Trocken und kalt: Hängt meist mit einer Herz-Kreislauf-Schwäche zusammen, auch Verkrampfungen im Hirn- und Rückenmarksbereich (Hirnschlag, Querschnittslähmung u.a.).

Feucht und heiß: Solche Füße deuten auf *entzündliche, fiebrige Zustände* im Körper hin. Heißfeuchte Füße sieht man oft bei Lungenaffektionen!

Trocken und heiß: Energiefülle.

a) Störungen im *Hormonbereich* (zuviel, zum Beispiel Schilddrüsenüberfunktion).

b) Unausgeglichener *Mineralstoffhaushalt.*

c) Auch Störungen im Bereich *Hirn-Rückenmark* können sich so auswirken.

d) Gicht (zu viel Säure).

Temperaturveränderungen durch *externe Einflüsse*:
Umwelt und Nahrung (beispielsweise zu viel Schwefel im Wein macht nicht nur einen schweren Kopf, sondern auch heiße brennende Füße!).

9. Nagelveränderungen

Folgende Nagelveränderungen gilt es zu beachten:

Verdickung (Holznagel): spröder, brüchiger Nagel; solche Nägel entstehen bei Störungen vor allem im Magenbereich, auch Stoffwechselstörungen können die Ursache sein.

Fast immer findet man eine Aversion des Körpers gegen Kälte, vor allem gegen kaltes Wasser. Diese Aversion entsteht häufig durch einen nicht überwundenen Schock im Zusammenhang mit Kälte oder kaltem Wasser. Häufig besteht ein Mangel an vitaler Wärme. Solche Nägel werden oft von Pilzen befallen!

Verformungen (Krallennagel, Uhrglasnägel, eingerollte Nägel u.a.): Verformungen können ein Hinweis auf chronische Störungen im Kopf sein, vor allem im Hirnbereich (etwa eine lange zurückliegende Gehirnerschütterung), aber auch die Wirbelsäule kann betroffen sein (KR II). Seitlich eingerollte Nägel haben eine spezielle Beziehung zu Affekten von Hirn und Rückenmark. Man sieht sie beispielsweise nach einem Hirnschlag, nach einer Querschnittläsion, auch nach Entzündungen oder bei starker Verkalkung.

Andere Nagelveränderungen:

Weiße Flecken, vor allem der Finger-, aber auch der Zehennägel, deuten auf Kieselsäuremangel hin.

Abnorme Brüchigkeit: Häufig durch äußere Einwirkungen, aber auch durch Störungen des Mineralstoffhaushaltes (vor allem zu viel oder zu wenig Natrium), seltener durch Vitaminmangel.

Längsfurchen zeigen einen reduzierten Allgemeinzustand an.

Querfurchen erscheinen vor allem nach schweren Krankheiten, und zwar wenn Kopf und/oder Oberkörper betroffen waren.

Seltene, andere Veränderungen, auch Veränderungen des Nagelbettes, können reflexbezogen sein. Mit all diesen Formen befaßt sich die Nageldiagnostik.

10. Veränderungen des Fußes

Neben angeborenen Fehlformen gibt es eine Vielzahl von Veränderungen des Fußes, die sich erst im Laufe des Lebens entwickeln. Nicht selten sind die Ursachen dafür chronische Gesundheitsstörungen. Auch mangelnde Pflege und mangelnde Zuwendung zum Fuß (und zur eigenen Person!) können eine entscheidende Rolle spielen.

Die häufigsten Veränderungen und was sie bedeuten können:

Hohlfuß: Längsgewölbe hoch, eingezogen, ,,fleischlos''. Der Mensch trägt an einer Last, läßt sie nicht los (auch scheinbare Kleinigkeiten können für jemanden ungeheuer schwer wiegen!).

Einen Hohlfuß darf man als Hinweis auf psychische Verkrampfungen deuten. Somatisiert werden diese vor allem im Darm (chronische Darmerkrankungen), in der Niere und im Harnleiter.

Ein gleichzeitig bestehender, hoher Rist zeigt die Neigung zu Steinleiden (psychisches und physisches Verdichten!).

– Auch chronische Übersäuerung, also Gicht, paßt zu diesem Bild.

Hammerzehen entstehen durch Verkürzung der Sehnen der Zehenbeuger.

Eine Verkürzung vor allem an der *Unterseite der Zehen* ist meist auf muskuläre Verspannungen im Bereich *Kopf-Hals-Nacken* zurückzuführen, aber auch Schäden an der Halswirbelsäule und an der Schädelbasis sind denkbar.

Sehnen- und Muskeleinziehungen am *Fußrücken* gehen über die Reflexzonen von *Lunge* und *Brustkorb*; auch an Fehlstellungen von Wirbelgelenken und/oder der *Wirbelsäule* sollte gedacht werden.

Eine gleichzeitig bestehende starke *Einziehung im Bauchbereich* (RZ) deutet auf eine *psychische Verkrampfung* als Ursache hin. Auch Umwelteinflüsse können Einziehungen im Bauchbereich verursachen (Bleivergiftung).

Hallux Valgus: Diese recht unangenehme Achsenabweichung im Großzehengrundgelenk zeigt meist eine familiäre Häufung. Die vererbte Halluxdisposition ist häufig mit einer *Disposition* für Erkrankungen des *Herzens* verbunden.

Bei Personen mit stark ausgebildetem Hallux valgus findet man häufig *Wirbelfehlstellungen*, vor allem solche, die schon in jungen Jahren auftraten und nicht behandelt wurden (7. Halswirbelkörper). Auch Störungen im Schilddrüsenbereich helfen bei der Hallux-Entstehung mit. Meist besteht gleichzeitig eine *Haltungsschwäche* bis hin zur schweren Fehlhaltung.

Fersensporn: Eine schmerzhafte Verknöcherung eines Sehnenansatzes an der Unterseite der Ferse.

Der Fersensporn kann ein Hinweis auf Störungen im *Urogenitalbereich* sein, vor allem auf solche, die auf *Wirbelfehlstellungen* zurückzuführen sind, wobei die nervale Reaktion ins Kreuzbein, Steißbein und eng anschließende Gebiete von Darm, After und Gesäß geht.

Ein Fersensporn hat immer einen starken *Bezug zum Steißbein:* Um die Schmerzen bei einem Fersensporn zu mildern, massiert man das Steißbein am Körper und den Steißbeinreflex am Fuß (= umgekehrte Reflexwirkung nutzen!).

11. Schmerzhafte Zonen / Stumme Zonen

Massiert man die Füße eines Menschen mit kräftigem Druck durch, so zeigt sich, daß die Empfindlichkeit des Fußes auf diesen Druck an verschiedenen Stellen recht unterschiedlich ist. Je nach Gesundheitszustand und auch je nach allgemeiner Schmerzempfindlichkeit des Behandelten reicht die Palette von akut schmerzhaft (wie Nadelstiche) bis kaum wahrnehmbar. Sowohl die generelle Empfindlichkeit als auch die Qualität der Empfindung an einzelnen Zonen kann sich im Laufe einer Behandlungsserie ganz wesentlich verändern!

Schmerzhafte Zonen: Zwei Arten sind zu unterscheiden:

1. *Allgemein schmerzhafte Bereiche,* auch ohne feste Berührung, zum Beispiel

Zehen, vor allem Zehenkuppen schmerzhaft:
Zähne kontrollieren lassen! Möglichkeit eines eitrigen Zahnes bedenken (Röntgen),

die gesamte Großzehe ist schmerzhaft:
Gicht!

schmerzhafter Hallux, schmerzende Zehenbeugesehnen: Halswirbelerkrankung, vor allem 7. Halswirbel beachten,

Schmerzen unter Außen- und Innenknöchel:
Unterleibszone. Empfindlich bei Frauen während der Regel.

2. *Lokal schmerzhafte Zonen* weisen immer auf akute Geschehen im entsprechenden Körpergebiet hin (siehe Topographie, Zoneneinteilung).

Überaktive Zonen (aktivierte Steinleiden, akute Infekte etc.) müssen vorerst mit stehendem Druck (von leicht über mittel zu stark) beruhigt werden, erst dann beginnt die eigentliche Arbeit an der Zone.

Entzündlich aufgequollene Reflexzonen sind immer ein Hinweis auf Entzündungen und Stauungen im zugehörigen Organ beziehungsweise Körpergebiet.

Vorsicht! Bei Entzündungen sehr sanft und immer *verteilend* massieren, Überreaktionen abklingen lassen (siehe Grifftechnik).

Stumme Zonen: Chronische, ,,schubladierte'' Zustände können tiefe Verhärtungen am Fuß verursachen. Solche Reflexzonen sind manchmal völlig unempfindlich, ja sogar gefühllos. Erst im Laufe einer Behandlungsserie, durch wiederholt gezielt gesetzte Reize (aktivieren!), wird der oftmals über lange Zeit vom Körper ignorierte Zustand sowohl körperlich als auch seelisch und geistig bewußt gemacht. Die entsprechende Reflexzone wird akut schmerzhaft.

Durch die Überführung des ehemals chronischen Zustandes in einen kurzfristig akuten und durch die entsprechende Unterstützung (Heilanwendung, körperliche und psychische Zuwendung) über einen entsprechenden Zeitraum hinweg gelingt es, die ehemals ignorierten Zustände auszuheilen.

Das Idealziel der FRZM ist auch in diesem Fall das Bewußtmachen des Vergessenen. In der Folge ist es möglich, die negativen Informationen zu löschen, sowohl von den Füßen als auch im Körper, und ebenso von der Seele.

Wichtig:
Weder mit stummen noch mit überaktiven (= schmerzhaften) Zonen korrespondierende Gesundheitsstörungen können unmittelbar ausgeheilt werden. Entsprechende Organe oder Körpergebiete müssen zuerst in einen spezifischen, neutralen Schwingungsbereich gebracht werden.

Dieses erreicht man bei stummen Zonen (= zu niedrige Frequenz im Organ beziehungsweise Körpergebiet) durch ,,Aktivieren", bei schmerzhaften Zonen durch ,,Beruhigen" (= Frequenz senken).

Bevor Sie mit dem praktischen Teil des Buches zu arbeiten beginnen, beachten Sie bitte folgenden Hinweis:

Der Blitz-Druck

Ergänzt die Druck-Griffe. Er ist sehr gezielt, eng begrenzt anzuwenden, jedoch nicht bei eiterigen Erkrankungen.

Das Blitz-Zeichen im Text (Indikationen) gibt a) Hinweis auf besonders schmerzhafte Stellen und b) wann und wo der Blitz-Druck angewendet werden kann.

W: Gezielt auf Energieblockaden in den Oz, schockartig auflösend. Zusätzlich zu den nervalen und energetischen Reaktionen werden mit dem Blitz-Druck auch die unwillkürlichen Reflexe angesprochen.

F: Im engbegrenzten Blitz-Druck-Gebiet stark senkend bis auflösend. Die im zugehörigen Körperteil vorherrschende, *falsche* Frequenz wird (unwillkürlich) gelöscht, *richtige* Umgebungsfrequenz kann eindringen.

G: − Bei Sehnen- und Gewebeknötchen, Muskelverhärtung
    − Punktförmige und kleinflächige Oz durch Narben und Krankheitsherde
    − Alle Rz und Oz mit verzögerter Reaktion

T: Ganz kurzer spitzer tiefgehender Druck (Schuß) mit Sonde, Kante, Fingerknöchel oder Fingernagel. Blitz-Druck während einer Behandlung an derselben Stelle nicht, oder nur wenn erforderlich, wiederholen.

I: Zum Beispiel
    − mangelhafte Reaktionen
    − chronische Neuralgien
    − akute Erkältungen

Teil C: Erlernen durch Tun – Erfahren durch „Be-Greifen": Die Praxis

I. Erlernen Sie das Grundprogramm

Das Grundprogramm ist das Programm schlechthin und gilt für jedermann, ganz gleich ob jung oder alt, dick oder dünn, für alle gilt derselbe Aufbau.

Das GP ist sozusagen das kleine Einmaleins der FRZM. Es umfaßt in großen Zügen alle wichtigen Bereiche an Fuß und Körper. Wirkungsähnliche Zonen werden kombiniert, die Massagearbeit erfolgt logisch Zonen und Fuß entsprechend. Das GP muß Schritt für Schritt erlernt und geübt werden.

Behandlungsaufbau bei Selbst- und Partnerbehandlung:

1. *Körper entlasten:* Wirbelsäule, Schädel, Nacken, Schultergürtel, Gelenke;

2. *Spannkraft aufbauen:* Atmung, Herz, Kreislauf;

3. *Tore öffnen,* Unterstützung der Funktion der natür- *Wege ebnen:* lichen Körperöffnungen;

4. *Säftefluß anregen:* Stoffwechsel und Ausscheidung, Drüsentätigkeit.

Häufigkeit und Dauer der Anwendung:

Je nach Bedarf einmal wöchentlich (Pflege) bis mehrmals täglich (akutes Geschehen); zwischen 5 und 20 Minuten pro Fuß.

So massieren Sie mit dem Grundprogramm

1. *Körper entlasten* – wegnehmen, was den Körper belastet und niederdrückt.

Den ganzen Fuß – und damit den ganzen Körper – entspannen und auf die Massage einstimmen. Dazu die Fußober- und unterseite im Vor- und Mittelfußbereich in Richtung Zehen, im Bereich von Fußwurzel und Ferse in Richtung zum Sprunggelenk hin sanft „streicheln" beziehungsweise in langen, versetzten Zügen sanft ausstreichen (nicht kitzeln!).

Im KR I:	*Den gesamten KR I von oben nach unten gut durch-massieren.*
	Beginnen Sie sohlenseitig an der Innenkante der Großzehe (= vor allem Rückenmuskeln), drücken Sie kräftig mit Daumen oder Fingerknöchel drei- bis viermal in einer Linie hintereinander, und streichen Sie anschließend in dieser Linie nach oben aus. Bearbeiten Sie auf diese Weise den gesamten Bereich der Fußinnenkante, sohlenseitig mit kräftigem, in-nen mit sanftem und vor der Knochenkante (Mittel-fußknochen I und Fußwurzelknochen) mit mittelstar-kem Druck massieren, zwischendurch immer nach oben ausstreichen, auch den ganzen KR I von un-ten nach oben satt ausstreichen.
Schädel	Eine Zehe nach der anderen zwischen die Finger neh-men und an Zehenkuppen und Zehenballen mit mitt-lerem bis starkem stehenden Druck sorgfältig durch-massieren, an schmerzenden Stellen den Druck gleichbleibend halten, bis der Schmerz nachläßt (gilt auch für alle anderen schmerzenden Stellen!).
Nacken	Alle Zehenhälse nacheinander mit stehendem oder bewegtem Druck gründlich durcharbeiten; zwischen-durch die Zehen einzeln ,,geradebiegen" und nach unten hin ausstreichen; besonders zwischen den Ze-hen und an der Unterseite auf kleine Verhärtungen und Knötchen achten, eventuell dort die Fingernägel einsetzen für einen kurzen, festen Druck (,,Schuß"), danach bewegter Druck und ausstreichen.
Große Gelenke	Außenrist
Schulter	Die Nacken- und Schulterlinie erreichen Sie am Über-gang von den Zehenhälsen zur Fußsohle: Massieren Sie diese Linie mit kräftigem Druck durch, wobei schmerzende Stellen besonders intensiv bearbeitet werden, und streichen Sie diese Linie abschließend mehrmals satt aus.

Schultergelenk	Massieren Sie rund um das Grundgelenk der kleinen Zehe mit leichtem (bis mittlerem) fortlaufendem Druck. Bei Sehneneinziehungen oder Bewegungseinschränkungen ein größeres Gebiet massieren. Tief arbeiten!
Ellenbogen	An der Fußaußenseite und vorwiegend an der Fußsohle die OZ „Ellenbogen" mit stehendem Druck tief massieren und mehrmals satt ausstreichen.
Hüfte	Den gesamten Außenknöchel mit etwas leichterem Druck, fortschreitend ausmassieren. Das Gebiet ist meist sehr schmerzempfindlich! Leichtes, versetztes Ausstreichen des Knöchels nach oben in Richtung Unterschenkel löst die Spannungen im Hüftbereich. Bei manifesten Hüftbeschwerden tief in den Gelenkspalt des Knöchels arbeiten.
Knie	Streichen Sie das Gebiet zwischen Außenknöchel und Ferse nach unten gut aus. Leichter, fortarbeitender Druck. Sanft arbeiten, da sehr schmerzhaft. Massieren Sie dann mit sehr spitzem, tiefem Druck den Rand der Ferse gut durch. Besonders die seitlich liegende Organzone für das Knie.
Sitzbeinhöcker	Obwohl der Sitzbeinhöcker des Beckens kein Gelenk ist, wird er in das Grundprogramm mit eingebunden. Die zugehörige Zone befindet sich an der inneren Unterkante der Ferse und zieht sich in den Fersenrand herein. Hier sollten Sie zum Abschluß dieses Programmteils mit spitzem Finger, Fingerknöchel oder Sonde in rascher Abfolge sehr tiefen, spitzen Druck ausüben. Also nur kurz tief drücken. Dadurch wird eine bessere Beweglichkeit des Beckens erreicht.

2. *Spannkraft aufbauen* – dem Körper Schwung geben!

Im KR III:	also den Brustkorb mit seinen Organen, zunächst großflächig durcharbeiten, danach einige spezielle Organzonen extra massieren.

Brustkorb	Sowohl die Sohle als auch die Fußoberseite Punkt für Punkt mit mittlerem bis starkem, bewegtem Druck mit Daumen beziehungsweise einem oder mehreren Fingern durchmassieren, die anderen Finger als Widerlager benutzen. Abschließend ausstreifen (Zug oder Schub): An der Fußoberseite mit allen Fingern von außen über den Vorfuß zur Innenkante und über den Vorfuß zu den Zehen, dabei kräftig zwischen den Zehen massieren (an den ,,Schwimmhäuten''). An der Sohle zu den Zehen hin ausstreichen.
Schilddrüse	Am Fußballen und oben zwischen 1. und 2. Zehengrundgelenk mit mittlerem, stehendem Druck sanft durcharbeiten (Vorsicht!).
Plexus solaris	Etwa fingerbreit unter 2. und 3. Zehengrundgelenk beruhigend massieren; dazu sanften, breiten Druck länger halten, auslassen, wieder drücken, mehrmals.
Re: Galle	
Li: Herz	Am Fußrücken und an der Sohle im Bereich des vierten Grundgelenks mit dem Schmerz angepaßtem Druck arbeiten: mehrmals tiefen, festen, stehenden oder bewegten Druck ausüben.
Brustkorb	Noch einmal ausstreifen.

3. *Tore öffnen, Wege ebnen* − sowohl auf äußere als auch auf innere ,,Öffnungen'' Einfluß nehmen.

Im KR II:	*Augen, Ohren, Nase, Mund, Nebenhöhlen* Noch einmal den KR II bearbeiten, jetzt vor allem die Oberseite der Zehen (= Gesicht!) mit mittlerem bis festem, stehendem oder fortlaufendem Druck gründlich durchmassieren, dabei Verhärtungen, Knötchen und rauhe Stellen intensiver bearbeiten. Abschließend den KR II großflächig und jede Zehe einzeln ausstreichen.
Im KR V:	*Gesamter Urogenitalbereich und After* = rückwärtiger Fuß: gesamte Ferse, rund um das Sprunggelenk, auch der untere Teil des Unterschen-

●

○ /((○))

⇒

Blase, Harnleiter
und Niere

((●))

→●●●→

●

→○○○→

kels gehört reflektorisch dazu. Die Ferse sohlenseitig und um die Ferse herum mit kräftigem, stehendem Druck bearbeiten (eventuell Knöchel einsetzen,
kann sehr schmerzhaft sein!). Die Zonen unter Innen-
und Außenknöchel sanft mit stehendem oder bewegtem Druck massieren, großflächig, zwischendurch
immer wieder um die Knöchel herum und zur Achillessehne hin ausstreichen, dazu die Finger beider
Hände verwenden.

Die Reflexzone „Blase" an der Fußinnenseite mit
kräftigem, bewegtem Druck Punkt für Punkt durchmassieren, dann mit fortlaufendem, starkem Druck
in einer schrägen Linie hoch zur Reflexzone „Niere",
die Nierenzone wird mit kräftigem, stehendem Druck
bearbeitet, danach mit sanftem, fortlaufendem
Druck wieder entlang des Harnleiters abwärts zur
Blase ziehen.

4. Säftefluß anregen:

Jetzt werden die Gebiete massiert, die die Verdauung und Ausscheidung,
also den Stoffwechsel und die Drüsentätigkeit beeinflussen. Die entsprechenden inneren Organe sind am besten von der Sohle her zu erreichen.

Im KR IV:

→●●●→

((◑)) – ((●))

⇒

((◑))

Dick- und Dünndarm
Man beginnt innen an der linken Ferse und folgt dem
Dickdarm sozusagen „von unten her" in seinem
Verlauf über die Sohlen beider Füße. Der gut dau-
menbreite Streifen wird links hoch (= absteigender
Dickdarm), quer über die Sohlenmitten (= querliegender Dickdarm) und an der rechten Sohle abwärts
(= aufsteigender Dickdarm) mit festem, fortlaufendem Zug beziehungsweise Druck massiert. Die *Blind-*
darmzone (rechte Sohle) wird mit mittlerem bis starkem, bewegtem Druck bearbeitet, und anschließend
streicht man den Dickdarm in Richtung der Ausscheidung kräftig aus bis hin zum *Sigmoid* (linke Sohle);
dieses mit mittlerem, bewegtem Druck massieren.

Um den Dünndarm zu beeinflussen, streicht man sowohl die Sohle als auch den Fußrücken im Bereich KR IV mehrmals mit allen Fingern kräftig aus (= Zug oder Schub in wechselnde Richtung).

Im KR III + IV: *Verdauungsorgane*
In einem circa drei bis vier Finger breiten Streifen (sohlenseitig unter den Fußwurzelknochen) erreicht man *Magen* und *Zwölffingerdarm, Leber, Bauchspeicheldrüse, Milz* (und auch die *Niere*).
Diese Fläche wird Punkt für Punkt mit mittlerem bis starkem, stehendem oder bewegtem Druck durchgearbeitet; bei besonders schmerzhaften Stellen wird mit leichterem Druck länger massiert. Zwischendurch wiederholt ausstreichen, abschließend auch den Fußrücken mit allen Fingern von innen nach außen und zu den Zehen hin ausstreichen.

Im KR I – V: *Lymphfluß anregen:*
Zwar werden im bisher beschriebenen Programm beim Ausstreichen immer wieder Lymphzonen erfaßt, trotzdem empfiehlt es sich, abschließend noch einmal alle Lymphbereiche hintereinander gezielt mit tiefem, sattem Druck beziehungsweise Zug auszustreifen. Arbeiten Sie großflächig mit allen Fingern beider Hände, mit Zug oder Schub.

KR I Mehrmals von der Ferse entlang der Fußinnenkante zu den Zehen streichen.

KR II Die Bereiche zwischen den Zehengrundgliedern und die „Schwimmhäute" zwischen den Zehen nacheinander zwischen Daumen und Zeigefinger nehmen und „ausziehen" (kann sehr schmerzhaft sein!).

KR III Auch hier vor allem in den Linien zwischen den Mittelfußknochen ziehend oder schiebend arbeiten. Die Bewegung beim Ausstreichen soll etwas „über die Zehe hinaus" gehen, also lange, flächige, tiefe Züge ausführen (KR III + II).

KR IV + V Streichen Sie den rückwärtigen Fuß zum Sprunggelenk hin aus beziehungsweise sohlenseitig über die
Ferse und weiter rechts und links der Achillessehne
in den Unterschenkel. Streichen Sie mit einer Hand
innen, mit der anderen außen um das Sprunggelenk
und die Knöchel herum, ziehen Sie weiter seitlich der
Achillessehne den Unterschenkel hinauf.

II. So pflegen Sie Ihre Gesundheit

,,Willst Du wissen, was Gesundheit wert ist, so frage Personen, die sie für immer verloren haben!"

Wer seine Gesundheit verloren hat, scheut meist weder Kosten noch Mühen, um sie wenigstens teilweise wiederzufinden. Schon ein Bruchteil dieses Aufwandes als Pflegemaßnahme für die Gesundheit kann genügen, sich vor solchem Verlust zu schützen.

Im Rahmen einer eigenen, willentlichen Gesundheitspflege können wir viele Dinge tun. Dabei gilt für alle Maßnahmen, so wie für eine gute Lebensführung allgemein, auch hier der Grundsatz: Mäßig, aber regelmäßig. Selbst die beste Maßnahme kann bei einem Hin-und-Wieder und dann im Übermaß das genaue Gegenteil bewirken.

Neben den medizinischen Vorsorgebereichen, einer bewußten Lebensführung, den verschiedenen Trainingsmöglichkeiten für Körper, Seele und Geist ist gerade die Fußreflexzonenmassage hervorragend dazu geeignet, Gesundheit und Fitneß zu bewahren.

Man muß nicht gleich ein großer Meister dieses Faches sein. Sie brauchen das auch nicht anzustreben, doch befreien Sie sich von dem hemmenden Einreden, daß Sie das nicht könnten. So, wie Sie im Laufe Ihres Lebens schon andere Programme erlernt und durchgeführt haben (Gymnastik-, Diät-, Fitneßprogramme u.a.) oder sich derzeit noch damit beschäftigen, sollten Sie auch das Grundprogramm zur Selbst- und Partnerbehandlung mit der FRZM zu einer unverzichtbaren, geliebten Sache machen. Sie werden mit einem gesteigerten Wohlbefinden belohnt. Sie entsprechen damit der Verpflichtung zur Erhaltung und Förderung der eigenen Gesundheit und der Gesundheit derer, für die Sie Verantwortung haben (Kinder, alte Personen).

Wie gehen Sie dabei vor?

Auf den vorangegangenen Seiten haben Sie Schritt für Schritt das Grundprogramm kennengelernt. Sie haben, vielleicht noch etwas zaghaft, Ihre Füße massiert und dabei gespürt, beziehungsweise Sie konnten beim Umsetzen des Erlernten erkennen, wie Sie mit jedem Quadratzentimeter an Ihren Füßen den jeweils zugehörigen Teil Ihres Körpers erreichen – bis in die innersten Bereiche hinein.

Anders als beim einfachen Eincremen der Füße setzen Sie mit der FRZM durch gezielte Plazierung und geplante Abfolge der Griffe bestimmte Reize, die im Körper die erwünschten Auswirkungen haben. Nutzen Sie diese Vorgänge und Wirkungen für Ihre regelmäßige und gezielte Gesundheitspflege. Halten Sie sich in den ersten drei Wochen ziemlich streng an die Vorlagen GP I bis IV! Massieren Sie täglich jeden Fuß mindestens acht Minuten lang. Lesen Sie dabei immer wieder unter ,,Technische Hinweise'' nach, ob Lagerung, Grifftechnik etc. auch richtig sind oder korrigiert werden müssen. Später dann, wenn Sie schon mehr Fertigkeit haben, genügt ein gelegentlicher Blick oder ein kurzes Durchlesen der Anweisungen.

Die Massage der Füße soll Ihnen so vertraut und selbstverständlich werden wie etwa das tägliche Zähneputzen.

Warum drei Wochen? Warum acht Minuten?

Wer es schafft, über drei Wochen hinweg bei der Sache zu bleiben, wird mit der Sache selbst, dem Programminhalt, dem Zweck des Tuns und der Nützlichkeit so vertraut, daß beste Aussichten bestehen, für sich eine neue nutzbringende Gewohnheit anzunehmen. Nutzen Sie diesen Mechanismus für sich! Bleiben Sie Ihren Vorsätzen treu. Wer aber jetzt immer noch meint, so oft hätte er nie und nimmer Zeit für sich, sollte noch einmal von vorne beginnen und wenigstens die ersten Zeilen dieses Kapitels überdenken: ,,Willst Du wissen, was Ge . . . ''!

Drei Wochen hindurch täglich acht Minuten für jeden Fuß, dann haben Sie es gelernt und können es tun. Unser Buch hat ja ,,das Erlernen durch Tun'' im Grundtenor verankert. Nach drei Wochen regelmäßiger Anwendung spüren Sie die Wirkung der FRZM am eigenen Leibe. Sie fühlen sich allgemein wohler und, was für Sie sehr positiv sein wird, Sie werden wegen Ihres besseren Aussehens, Ihrer positiven Ausstrahlung von Freunden und Bekannten angesprochen. Das ist wie Lob und Dank für Ihre Arbeit für die Gesundheit.

Ehe man über eine Sache, eine Idee (wie hier über die FRZM) ein Urteil fällt, sollte man sich doch einigermaßen damit beschäftigen, um Einblick zu gewinnen oder ganz schweigen. Es gibt immer Personen, die, ohne Bescheid zu wissen, abfällig und ablehnend reden: ,,Nein, das kann ich nicht, das ist mir zu unbequem, das tut weh, das kitzelt mir zuviel, usw. usw.''

Weil dem nun einmal so ist, ersuche ich Sie als Leser nochmals ganz eindringlich, sich drei Wochen lang mit täglich 1/4 Stunde ,,Erlernen durch Tun'' zu belasten, um dann frei entscheiden zu können, ob diese Art der Gesundheitspflege zu Ihnen paßt.

Warum gerade acht Minuten, werden Sie fragen. Acht Minuten können − allgemein gesehen − eine immens lange Zeitspanne sein, aber auch viel zu kurz. Um bei der FRZM eine annähernd gute und wirksame Arbeit leisten zu können, ist es notwendig, den ganzen Fuß zu massieren. Am Beginn Ihrer ,,Lern-Tätigkeit'' werden Sie sowieso etwas Schwierigkeiten haben, mit dieser Zeit zurechtzukommen. Verstehen Sie diese zweimal acht Minuten als eine Richtzeit, in der Sie, wenn Sie schon etwas geübter sind, das Grundprogramm durcharbeiten. Natürlich können Sie auch mehr Zeit für Ihre Füße und damit für Ihre Gesundheit aufwenden. Wenden Sie weniger Zeit auf, schmälern Sie Ihren Ertrag.

Haben Sie nach drei Wochen (und 1/4 Stunde täglich) schon so viel gelernt, daß Sie die notwendige Häufigkeit und Dauer der FRZM selbst richtig anpassen können, ist es nicht mehr unbedingt nötig, nach Vorlage und ausschließlich auf die Füße konzentriert zu arbeiten. Der Vorgang ist Ihnen ja bereits vertraut, die Massage geht leicht von der Hand, und es schmälert die Wirkung nicht, wenn Sie sich nebenbei unterhalten, Musik hören oder auch fernsehen. Auch der Ort ist nicht entscheidend. Ob Sie die „Arbeit" lieber im Keller machen, im Bett oder in der Badewanne, im Garten oder Wohnzimmer, sollten Sie selbst herausfinden. Allein entscheidend ist, daß sie getan wird.

III. Finden Sie Ihr persönliches Programm

Wenn Sie alle Lernabschnitte des Buches durchgegangen sind, das FRZM-Grundprogramm zur Selbst- und Partnerbehandlung beherrschen, können Sie nun einen letzten Schritt weitergehen: Sie erstellen Ihr eigenes „Persönliches Programm". Und auch für jedes Ihrer Familienmitglieder werden Sie die jeweils zugeordnete Arbeitsanleitung finden.

Das sollte Ihnen jetzt ganz leicht fallen, da Sie als Ergänzung zum Grundprogramm weiter nichts zu tun haben, als Ihre (vom Arzt diagnostizierten oder anderweitig bekannten) Erkrankungen als Arbeitsschwerpunkte in Ihre FRZM-Therapie aufzunehmen.

Dazu wurde zu Ihrer weiteren Orientierung eine umfangreiche Indikationsliste erarbeitet, mit deren Hilfe Sie sehr rasch „Persönliche Programme" erstellen können. Während das Grundprogramm durchwegs immer gleich bleibt, wird sich das PP öfter einmal ändern; es wird sich notwendigerweise den gesundheitlichen Gegebenheiten der zu betreuenden Person anpassen.

So haben Sie mit dem für einen bestimmten Zeitabschnitt gültigen „Persönlichen Programm" ein Schema zur Hand, mit dem Sie in kurzer Zeit zum routinierten FRZM-Therapeuten aufsteigen.

Auf den nächsten Seiten finden Sie Fußumrisse, in die Sie die für Sie wichtigen Zonen eintragen können.

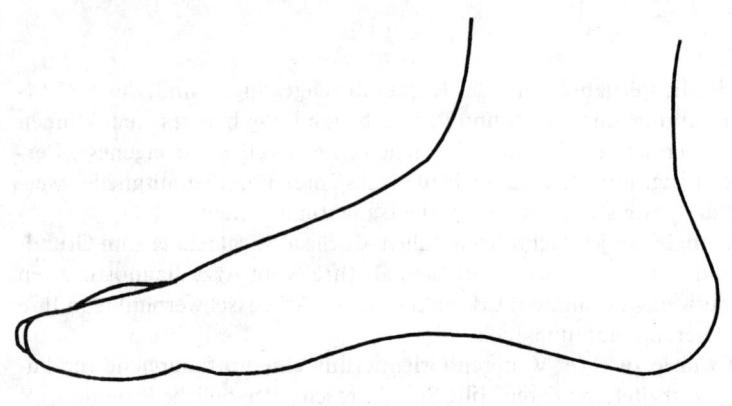

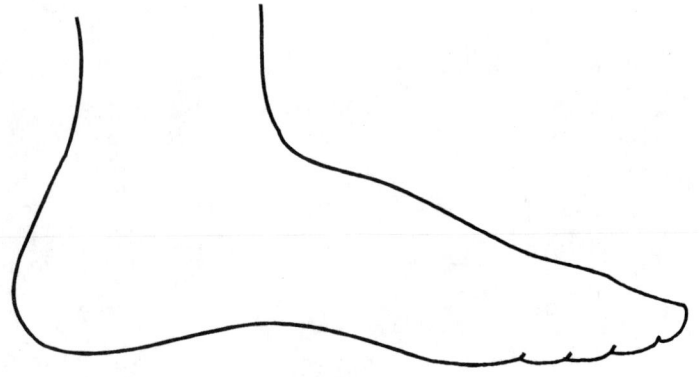

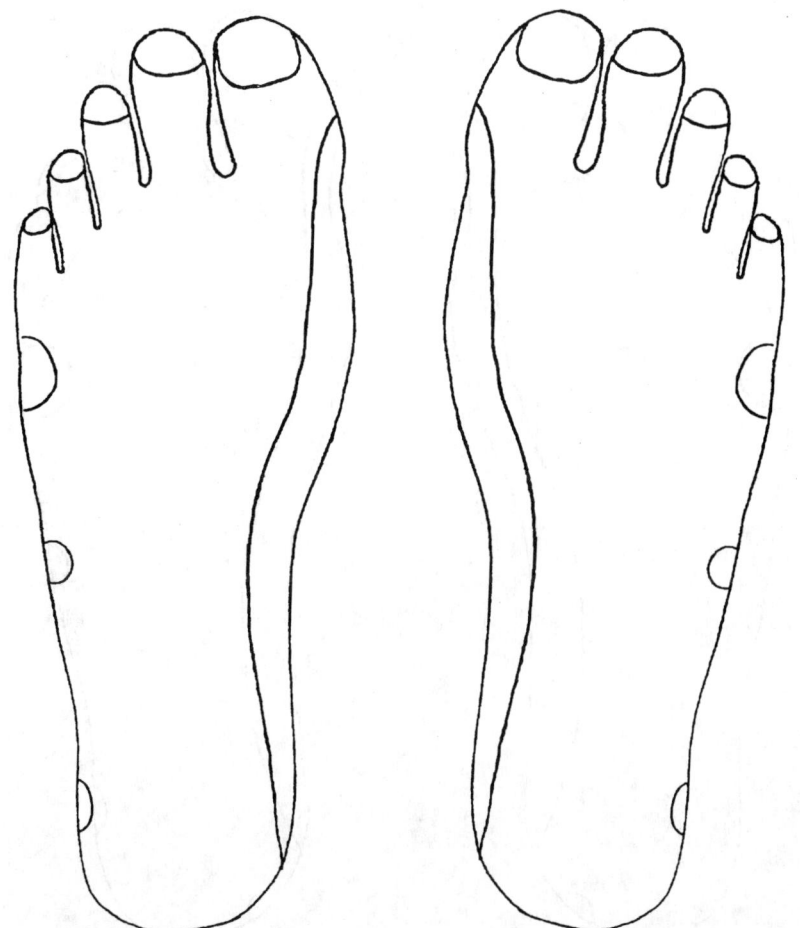

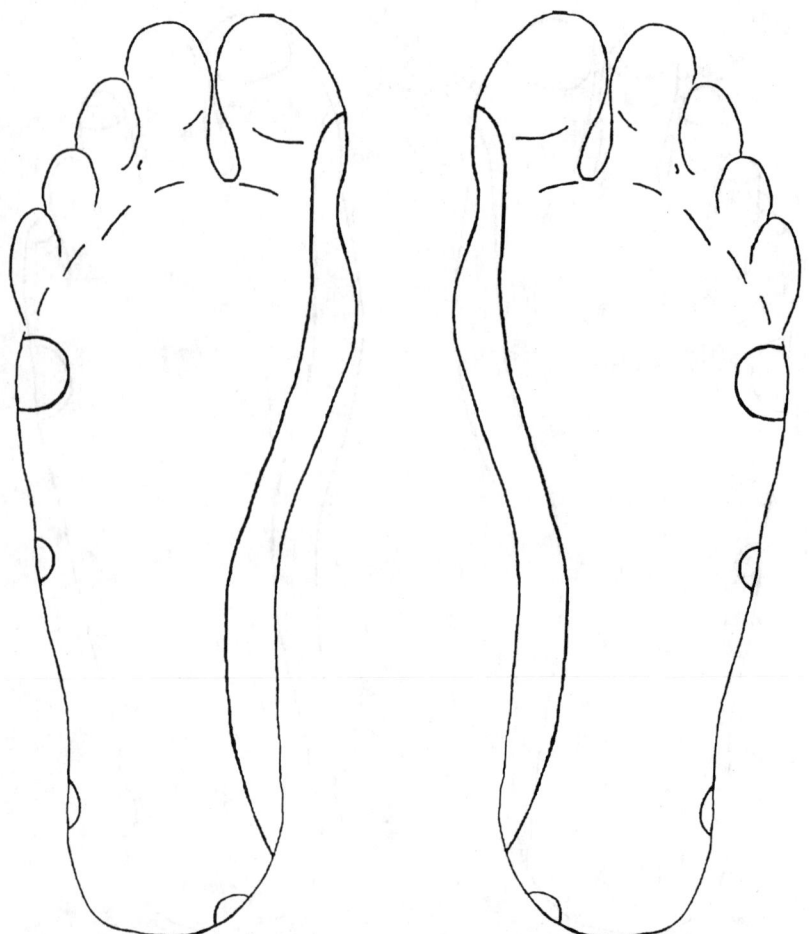

Teil D: Wie Sie Gesundheitsstörungen begegnen

Zeichenerklärung

1. Wo wird massiert?

li	: linker Fuß
re	: rechter Fuß
u	: unten = Fußsohle
o	: oben = Fußrücken
i	: Fußinnenseite
a	: Fußaußenseite
⌣	: Fuß seitlich (kann li oder re, i oder a sein)
◯	: Fuß von o oder u, li oder re
• (•••)	: bezeichnet Schwerpunkt(e) der Behandlung

2. Wie wird massiert?

⟹	: leichte unterbrochene Berührung
⟶	: leichte fortlaufende Berührung
●●●→	: Zug mit Druckstop
⊖⊖⊖→	: Zug mit Stop
○ - ◑ - ●	: weicher/mittelstarker/starker stehender Druck
((○))-((◑))-((●))	: leichter bis mittlerer bzw. starker bewegter Druck
⟹	: sanftes Ausstreifen
⟹	: sattes Ausstreifen

Mehrere gleiche Zeichen bedeuten ein fortlaufendes Arbeiten innerhalb einer belasteten Zone mit gleichbleibendem Griff (siehe dazu: Grifftechnik, Seite 58).

3. Was ist besonders zu beachten?

〰	: kann schmerzhaft sein
〰〰〰	(beziehungsweise besonders schmerzhaft)
C!	: Cave! Vorsicht! Behandlungsverbot!
RZ	: Reflexzone
OZ	: Organzone
GP	: Grundprogramm
PP	: Persönliches Programm
KR I-V	: Körperringe I, II, III, IV, V
mE	: mögliche Erstverschlimmerung(en)
ab	: Überreaktion oder mE abklingen lassen
lwa	: leicht weiterarbeiten trotz mE

Zusätze werden im Text angegeben!

Alltagsbeschwerden und Krankheitssymptome von A — Z

Einige Worte noch zur Bedeutung der Indikationsliste.

Da von vornherein feststand, daß jeder einzelne Leser vorrangig „seine eigene Erkrankung" mit den Möglichkeiten der FRZM behandeln will, es aber eine schier unendliche Reihe von Krankheiten und Gesundheitsstörungen gibt, mußte eine Auswahl getroffen werden.

So wurden in erster Linie sehr häufig vorkommende Gesundheitsstörungen aufgenommen und darauf geachtet, wie gut sich diese mit der FRZM behandeln lassen, denn auch diese Therapie hat ihre Grenzen.

Wo es vertretbar erschien, wurden verschiedene Erkrankungsformen eines Organs nicht aufgesplittet, da die Arbeit mit der FRZM oft weitgehend gleich ist und nur wenig umgestellt werden muß, wie etwa bei einer Nierenerkrankung: Ob es sich dabei um eine Nierenentzündung, -steine oder -kolik handelt, ist nur im Detail, daß heißt in der Stärke, Dauer, Häufigkeit usw., der FRZM-Arbeit unterschiedlich, die zu massierenden Zonen sind immer dieselben.

Grundsätzlich wird mit dem Grundprogramm so vorgearbeitet, daß anschließend nur noch die speziellen Zonengebiete zu versorgen sind. Vergessen Sie nicht, Ihre FRZM-Arbeit mit dem Arzt und Therapeuten abzusprechen.

Die Auswahl war natürlich nicht leicht. Es wurde aber ein Weg gefunden, der es erlaubte, sehr viele Indikationen aufzulisten: Praxisnahe Arbeitsanleitungen im Telegrammstil und einprägsame Piktogramme geben rasch Auskunft darüber *was, wann, wo* und *wie* ausmassiert und mit Hilfe der FRZM behandelt wird.

Überall dort aber, wo es mehr zu erklären gab oder zum besseren Verständnis zusätzliche Erläuterungen nötig waren, wurde das eine oder andere Mal auch ein etwas längerer Text gewählt.

Abmagerung:

Hier sollten wir zwischen einer chronischen Magerkeit und den spontan auftretenden Abmagerungen unterscheiden. Bei Personen, die trotz ausgiebiger Nahrung immer mager bleiben oder weiter abmagern, sollte der Schilddrüsenbereich am Fuß öfter einmal durchmassiert werden. Achten Sie auf Ihre Schuhe, von denen eine ungewollte Reflexwirkung auf die Schilddrüse ausgeübt werden kann. Sofern sich Personen bei ihrer Magerkeit wohl fühlen und leistungsfähig sind, sollte nicht so viel daran geändert werden.

Mehr zu beachten sind Abmagerungen ohne ersichtlichen Grund oder durch bestehende Erkrankungen. In diesen Fällen ist die FRZM gut anwendbar. Bei Abmagerungen ohne ersichtlichen Grund kann unter Umständen die versteckte Erkrankung akut (siehe stumme Zonen) und dadurch einer genauen Diagnose durch den Arzt zugänglich gemacht werden.

GP; + vorwiegend jene Körperringe, die zum jeweiligen Erscheinungsbild bestehender Erkrankungen gehören. (Vergleichen Sie auch bei Appetitlosigkeit und Hunger).

After: (-fissuren, -jucken, -vorfall, nässend)

GP; KR-5, ⌣ i. re+li, jedoch linken Fuß mehr beachten. Welche Beschwerden auch vorliegen, die Grundarbeit ist immer dieselbe. Bei Afternässen, -jucken und bei -fissuren ganze Ferse, um den Rist herum und in die Waden hinein gut ausmassieren. Lymphe ableiten!
Bei Aftervorfall besonders den Darmbereich tonisieren. Sanft arbeiten, gut ausstreifen. ⟹ ○ ⤳⤳⟹
mE = vermehrtes Brennen. lwa!

Alterserscheinungen:

Niemand kann sich vor dem Älterwerden verstecken. Es ist jedoch ein wesentlicher Unterschied, ob Sie schon in jungen Jahren alt aussehen und sich mit Altersbeschwerden abplagen müssen, oder ob Sie noch im hohen Alter jugendliche Spannkraft haben. Gerade für diesen, uns allen so wichtigen Lebensbereich bietet uns die FRZM Hervorragendes. Lassen Sie es sich zur lieben, unverzichtbaren Gewohnheit werden, die Therapie selbst oder partnerschaftlich anzuwenden. Bedienen Sie sich des *Grundprogrammes*, sofern sonst keine zu therapierenden Erkrankungen vorhanden sind. Wenn ja, suchen Sie in der Indikationsliste alles heraus, was Sie zur Behandlung des jeweiligen Zustandes brauchen.

Angst:

Dieser Zustand, der für den Betroffenen sogar katastrophale Folgen haben kann, hat zahlreiche Ursachen. Angst kann von Reizzuständen in Gehirn und Rückenmark ebenso herrühren wie von Blutstaus im Kopf, entstanden durch Erkältungen und/oder Infekte. Weiterhin können u.a. noch hormonelle Disharmonien und Schwächen ursächlich an der Entstehung von Angst beteiligt sein. Wirbelfehlstellungen können Angst auslösen! Blutdruck beachten! Verdauung und Gicht beachten! Darüber hinaus sind (von außen kommende) auf die Psyche wirkende (Tages-)Ereignisse zu beachten wie Kummer, Sorgen, Leid, Mitleid, Schreck.

GP; KR-1+2+3. Den zentralen Körperring (KR-1) besonders gut durchmassieren, satt gegen den Fußrücken arbeiten (Nerven). ↳ li+re, i, u+o ↔-((○)) ⟹, KR-2+3 ◌ u, re+li, satt ausstreifen, besonders die Zehen, Großzehen bis ins Grundgelenk mit Schilddrüsenzone fester durcharbeiten ((●)). Auf Herz, Solarplex und Zwerchfell tiefen, stehenden Druck ausüben ●, ebenso auf Nierenzone ◌ re+li, u, ⟹
mE = Müdigkeit, schlafen lassen. ab!
— Durch die Lösung der körperlichen und psychischen Spannungen kommt es nicht selten zu einem zum Teil sehr heftigen Weinen mit Zittern am ganzen Körper. Solche Erstreaktionen sind zwar nicht erwünscht, wenn sie aber auftreten, sind sie nicht negativ, eher unangenehm. Lassen Sie es trotzdem geschehen. Beruhigend einwirken, bis nach einiger Zeit die Symptome abklingen und Sie (beziehungsweise der Behandelte) ruhiger werden (wird). Melissentee hilft ebenso wie beruhigende Musik. Angstzustände von Arzt oder Heilpraktiker abklären lassen.

Appetitlosigkeit: (siehe Hunger)
GP; KR-3 ◌ u. re+li, Magenzone sanft ausmassieren ↔ ⟹; übrige Symptome beachten. Appetitmangel kann auch durch andere Erkrankungen verursacht werden. Bitte diese zusätzlich in die Behandlung einbeziehen. Vom Arzt abklären lassen. Bittere Tees geben. Homöopathie leistet bei Appetitlosigkeit gute Dienste.

Arthritis:

GP; Dieses Programm auch bei entzündlichen Erscheinungen immer wieder durcharbeiten, jedoch weicher und verteilender massieren, um die Entzündung nicht zusätzlich anzuregen.

Arthrose: (siehe auch Gelenkerkrankungen)

GP; Ansonsten wie bei Gelenkerkrankungen alle Körperringe und Zonen, die betroffen sind.

Asthma:

Wir unterscheiden zwischen Bronchialasthma (Asthma bronchiale) und Herzasthma (asthma cardiale).

Das Bronchialasthma äußert sich in einer oft anfallartigen Atemnot, herbeigeführt durch spastische Kontraktionen in den Bronchialästen. Bei chronischem Asthma bronchiale kommt noch eine Schwellung der Schleimhaut mit Absonderung zähen Schleims aus den Bronchialdrüsen dazu.

Bei Herzasthma kommt es zu Atemnot durch Herzerkrankungen. Bekannteste Form: angina pectoris = Herzenge.

Neben diesen beiden Formen gibt es noch eine Reihe von Erkrankungen, die asthmaähnliche Erscheinungen mit sich bringen. Zwerchfellhochstand kann ebenso Atemnot auslösen wie allergische Disposition. Bei plötzlicher Atemnot und asthmatischen Erscheinungen Arzt aufsuchen.

GP; KR-2+3, Füße gut, satt in Richtung Zehen ausstreifen. ⌒⌒ re+li, o+u ⟹, besonders zwischen erster und zweiter Zehe u+o, li+re ○ ○ ○ ⤳⤳ fortschreitend mit stehendem Druck auf die kleinen Knötchen und Verhärtungen. In Richtung Knochen drücken. Gut ausstreifen ⊖⊖⊖⟶ ➡. Oft sehr schmerzhaft. Magen und Nierenzonen mit einbeziehen. Hier sanft und beruhigend arbeiten. Zum Schluß einer Behandlung Schleimhäute der Nase und des Rachens anregen. Besonders für die Nase ist es gut, wenn Sie das dritte Glied des Zeigefingers am Übergang zwischen seitlich und oben mit dem Daumen der anderen Hand (aber auch mit Fingernagel) gut durcharbeiten. Über diesen Akupunkturbereich bringen Sie die Nase zum Fließen.

Ärger: (siehe auch Gemüt)

Hier ist die ärgerliche Grundstimmung gemeint, wie sie manche Personen tagtäglich zur Schau stellen. Ärgerliche Menschen haben immer eine sehr negative Ausstrahlung gegenüber den Mitmenschen. Wenn Sie so mißmutig eingestimmt sind, können Sie sich mit der FRZM sehr gut helfen. Sie gewinnen nicht nur bessere Gesundheit, sondern auch Freunde. Versuchen Sie, positive Gedanken zu haben.

GP; KR-3+4 ⌐⊃ vorw. u, re+li ((●)) ➝, besonders ⌐⊃ ● Bauchspeicheldrüse und Nierenzone mit sattem Druck ausmassieren. Ebenso den Solarplexusbereich.

— Bei vielen Personen hängt die ärgerliche Grundstimmung (ohne daß sie es wissen und wahrhaben wollen) mit dem Geschlechtsbereich zusammen. Sowohl das Zuviel als auch das Zuwenig schlägt auf das Gemüt. (Früher war der sogenannte Mekkabalsam für bissige und grantige Jungfrauen im Handel. Es ist dies eine Zubereitung aus Conium maculata (gefleckter Schierling — eine Giftpflanze). Dieser Balsam beeinflußt Schäden im Sexualbereich, aber auch die ärgerliche Grundstimmung. Vorsicht! Conium nicht ohne Arzt oder Heilpraktiker anwenden!

Atrophie: (Schwund)

Vorwiegend Muskelschwund nach Verletzungen, Hirnschlag, Querschnitt u.a. Ein Schwund der Muskelmasse und Sehnen sowie auch der Haut kann auch bei anderen Erkrankungen eintreten, zum Beispiel bei der Lateralsklerose oder durch Infektionen, zum Beispiel die Kinderlähmung.

Als unterstützende Methode mit Behandlungserfolg kann die FRZM besonders bei Verletzungsfolgen eingesetzt werden. Schäden, die anderweitig entstanden sind, sind mit der FRZM zwar nicht aufhebbar, doch lohnt sich die Arbeit. Besonders bei Hirnschlag kann eine Atrophie geschädigter Teile oft sehr gut verhindert werden.

GP; Zusätzlich besonders jene KRe, in deren Bereich sich die Atrophie befindet. Vorwiegend tonisierend, leicht arbeiten, ausstreifen ⹀ - ⟶ ⊖⊖⊖↦ ⟹, nicht zuviel auf einmal, besser öfter, auch mehrmals täglich eine kurze Behandlung.

Aufstoßen: (siehe auch Magen)

GP; KR-3 ⌐⊃ u+o, li+re ((●)) ●●●↦ ➝. Massieren Sie diesen Körperring besonders gut durch, um Magen, Bauchspeicheldrüse, aber auch Leber und Galle zu stimulieren. Besonderes Augenmerk auf die Stelle am ersten Mittelfußknochen am Übergang von der Fußinnenseite zum Fußrücken legen. Hier erreichen Sie die Magennerven, die Sie mit ⌐⊃ + ∪⊃ ●●●↦ ((●)) ➝ stimulieren. Füße zwischen den Händen durchwalken. Sodbrennen und Aufstoßen wird oft durch falsche Ernährung, aber mehr noch durch psychisches Fehlverhalten verursacht.

Augen:

GP; KR-2 ⌒ u+o, re+li ◐ + ● ⟹ - ➡, besonders die Massage der Augenreflexzonen an den Zehenober- und -untersiten kann sehr schmerzhaft sein. Suchen Sie dennoch die kleinen Knoten und Verhärtungen an den Zehen und im anschließenden Gewebe. OZ gezielt bearbeiten, jedoch nicht überreizen.

Langsam arbeiten, immer nur wenig, besser drei- bis viermal täglich. Bei Augenbrennen, Bindehautentzündung und anderen Erkrankungen um die Augen herum sollte der KR-4 noch zusätzlich gut ⌒ u. re+li ● ● ● ➡ ∕ massiert werden (Bindehaut hat Beziehung zum Magen).

— Erkrankungen der Augen selbst, wie Hornhauterkrankungen, Star oder solche der Netzhaut, reagieren manchmal sehr gut auf die FRZM, ein anderes Mal ist kaum eine Veränderung zu erzielen; oder erst nach vielen Behandlungen. Deshalb eignet sich die Selbst- und Partnerbehandlung mit der FRZM für diesen Bereich sehr gut. Je gewissenhafter Sie die Arbeit durchführen, um so mehr wird die ärztliche Behandlung unterstützt.
mE = Augenflimmern, Zucken der Lider. ab!

Ausfluß: (siehe auch Frauenkrankheiten)

GP; KR-2+5 ⌒ u, i, re+li ((●)) - ● ∕ ➡ + ⌄ i, re+li ⊖⊖⊖→ ⟹ ∕∕ + von der Ferse nach oben in die Waden massieren. Sehr satt und geschlossen arbeiten, + Gebiet um und unterhalb des Außenknöchels (Eierstöcke), um den Rist herum satt ausmassieren ⌄ a, re+li ◐ - ● ➡ ∕

mE = kurzfristig mehr Ausfluß, Brennen, Steifheit im Becken bis Rücken. lwa!

Auswurf:

GP; Kr-2+3 ⌒ u+o, li+re, besonders zwischen 1. + 2. Zehe ⊖⊖⊖→ ⟹ ∕∕ (Bronchialzonen), aber auch am Fußrücken kräftig ausstreifen, dabei ist besonders die Fußaußenseite wichtig. Von diesem Reflexgebiet erreichen Sie den Brustkorb, das Rippenfell und den unteren Lungenlappen. ⌒ o+u, re+li ((●)) ➡ ∕∕, zum Teil sehr schmerzhaft.

mE = kurzfristig vermehrter Auswurf durch Schleimlösung und -verdünnung. lwa!

Basedowsche Krankheit:

GP; KR-1+2 ⌒ vorw. u, re+li ((●)) - ● - ⊖⊖⊖→ ➡ Behandlung der

144

Schilddrüsenerkrankung über längere Zeit ansetzen, mit Arzt absprechen; immer nur kurze Zeit massieren, um Überreaktionen zu vermeiden.
mE = Schwindel, zittrige Schwäche, Heißhunger, warmer Raum wird nicht ertragen. lwa!

Bauch:

GP; KR-3 ⊂⊃ vorw. u. re+li, Solarplexus ⊖⊖⊖↦ ⟹, den Fußrücken gut ausstreifen; mE = Müdigkeit, Schlaf, Durchfall. lwa!

— Bauchschmerzen, Blähungen oder Einziehungen, Koliken etc. erreichen Sie mit der FRZM sehr gut, wenn Sie die entsprechenden Körperringe über längere Zeit — zum Teil täglich — sanft massieren. (Bedenken Sie, daß die Reflexzone Bauch auch beim gewöhnlichen Gehen von stärkerer Belastung ausgenommen ist. Da ist es wohl angebracht, diese zugeordneten Gebiete sanft zu behandeln.)*
Besonders bei Koliken und Krämpfen großflächig arbeiten und auf verhärtete Stellen achten. Auf diese dann mit stärkerem, stehendem Druck einwirken, um die blockierten Energien wieder freizusetzen. Meistens sind im zugehörigen Reflexgebiet ebenfalls Verhärtungen (Narben, Verwachsungen) vorhanden, von denen dann die Beschwerden ausgehen.
Bei Bauchschmerzen auf eventuelle Blinddarmentzündung, auf Magenbeteiligung, auf Gallenblasenerkrankung und auf Störungen im Urogenitalbereich achten. Bei Verdacht auf Blinddarmentzündung zum Arzt gehen.
Erwachsene, besonders aber Kinder, reagieren ihren Ärger, Kummer, Zorn, aber auch die „Angst vor der Zukunft" oft mit Bauchkrämpfen und Schmerzen ab.
Lassen Sie uns hier einen Erfahrungsbericht anschließen, der zeigt, daß es oft nötig ist, die FRZM mit anderen Maßnahmen zu kombinieren.

---

* Anmerkung: Hier werden selbst von erfahrenen Reflexzonen-Therapeuten vielfach Denkfehler gemacht. Studieren Sie unseren Homunculus genau durch, so werden Sie erkennen, daß die Reflexzone für den Bauch auf dem Fußrücken liegt (KR III — IV). Bedenken Sie, daß Sie, wenn Sie die Fußsohle massieren, die Reflexe für den Bauch vom Lendenbereich auslösen. Sie dringen sozusagen vom Rücken her in den Bauch ein.

Ein bekannter Hotelier in Tirol jammerte über Wochen hindurch wegen seiner unerträglichen Bauchschmerzen. Kaum war es einige Tage etwas leichter, zog ihm ein plötzlicher Krampf einen „Knödel" (wie er es bezeichnete) in der Magengegend zusammen, von dem ein Schmerz ausging, der den ganzen Körper erfaßte. Alles, was er auch versuchte: Arzt, Klinik, Heilpraktiker halfen nur für kurze Dauer. Erst die tägliche FRZM brachte einen (Teil-)Erfolg. Die Intervalle der Schmerz- und Krampfattacken wurden länger, die Schmerzen selbst nicht mehr so bedrängend.

Eines Tages saß ich mit Freunden der Familie des Hoteliers im Hotel zusammen. Nach dem Essen gesellte sich auch der Hotelier zur Runde, dabei gab er mir sinngemäß zu verstehen: „Jetzt habe ich mich über viele Tage hinweg so gut gefühlt, daß ich dachte, alles wäre vorbei! Doch jetzt gerade war ich in der Küche und sah diese Person(!), und schon ist der Knödel wieder da." (Diese Person war eine Mitarbeiterin, die seiner Aussage nach alles falsch machte.)

Nach dieser Aussage wurde ihm geraten, in die Küche zu gehen, drei — wirklich nur drei — Kamillenblüten zu nehmen, sie in eine Tasse zu geben und heißes Wasser darüber zu gießen, die Blüten aber sofort wieder herauszunehmen! (Der Kamillentee sollte — besonders in einem derartigen Falle — nur leicht gefärbt sein.) Den Tee mußte er schluckweise möglichst heiß trinken . . .

Freudestrahlend und gelöst kam er nach einiger Zeit wieder. Alles war weg, wie ein Spuk. So konnte er sich in der weiteren Folge mit FRZM und Kamillentee von seinem körperlich abreagierten „Zornes-Krampf" befreien. Er „vertrug" auch „die Person" leichter, für die er kurze Zeit darauf eine, auch für ihn „befreiende" Lösung fand.

Beingeschwüre:

Am sogenannten „offenen Bein" leiden sehr viele Menschen, besonders Frauen. Ohne sich jetzt mit den Ursachen für Beingeschwüre weiter zu befassen, ist anzuraten, die Füße nach dem GP zu massieren und die Beine selbst bis zu den Knien gut zu bearbeiten (nicht bei Krampfadern!). Dabei ist langsam und vorsichtig vorzugehen. Wichtig ist dabei, die meist eingestockte Lymphe in Gang zu bringen. Auch die unmittelbare Umgebung der Geschwüre ist meistens hart und empfindlich. Mit stehendem Druck um die Wunden herum erreichen Sie große Erleichterung. Auf Psyche achten!

Erfahrungsbericht:

Ein Tankstellenbesitzer kam eines Tages zu einem Gespräch. Er hatte am linken Bein, innen, knapp oberhalb des Knöchels, ein Ulcus, eine offene Stelle. Auch sonst sah das Bein und der ganze Fuß nicht schön aus: dick aufgedunsen, hart, braun verfärbt und eine Unmenge blauer Krampfadern. Er war Mitte 50 und hatte starkes Übergewicht. Im ganzen aber machte er einen sehr rührigen Eindruck — und arbeitsam; dennoch bedauerte und beschwerte er sich, daß er jeden Tag so lang arbeiten müßte. Keine Helfer seien zu bekommen, und er und seine Frau hätten den ganzen Tag zu tun („. . . und sooooviel Stunden müssen wir arbeiten").

Ich ließ ihn lange so reden, und erst nachdem er sich zum x-ten Male wiederholte, begann ich, ihn jedesmal, wenn er vom „arbeiten müssen" sprach, zu korrigieren: „arbeiten müssen," nein: — „dürfen, dürfen, mein Herr!"

Erst nachdem ich ihn mehrfach in seiner Rede unterbrochen hatte, begann er fast ärgerlich zu reagieren: „Was soll das heißen: ‚dürfen', ich muß! Die Kreditschulden und die Familie und dies und das!" So lautete seine Verteidigungsrede für das MÜSSEN.

„Nein, Du mußt nicht, keiner kann Dich zwingen. Wenn Du sagst, ich mache Schluß, ich suche mir etwas anderes — wer soll Dich daran hindern?

Und außerdem: Wer sonst als Du und Deine Familie ‚darf' diese Arbeit an der Tankstelle tun? Es ist Deine Arbeit! Oder soll der Pfarrer vom Dorf kommen, oder der Doktor, um Deine Arbeit zu verrichten?"

„Nein, nein", zögernd und fast stotternd zuerst, dann aber zustimmend kam die Antwort. Und die Vorstellung, der Pfarrer oder der Doktor könnte ihm seine „Muß-Arbeit" wegnehmen, war ihm sichtlich zuwider. Nein! Niemandem außer ihm und den Angehörigen stand sie zu!

Wir unterhielten uns noch lange über eine mögliche Umgestaltung des täglichen Arbeitsablaufes — und vor allem über den Blickwinkel. Wenn aus dem „Muß" ein „Dürfen" geworden ist, bleibt auch Zeit für den Körper übrig, und die Beschwerden am Fuß können ausgeheilt werden. Ein erster, sehr positiver Anfang dazu gelang schon beim ersten Zusammentreffen.

Bettnässen:

GP; KR-5 ⌒ u, seitl., ⌎ i, re+li ●●●→ ⟹ ∿;

mE = vermehrter Wasserabgang nach ein bis zwei Stunden.

— Bettnässen kommt vielfach bei blutarmen, nervösen Kindern vor. Mit möglichst reizarmer Kost unter Bevorzugung natürlicher (vorwiegend pflanzlicher) Vitamin-B-Versorgung und entsprechender Arzneimittel ist dem Übel gut beizukommen.

Oft beginnen Kinder, die schon lange „trocken" waren, aus unerfindlichen Gründen hin und wieder, manchmal sogar täglich, „ins Bett zu machen". Schuld daran können Blasenstörungen sein, aber auch andere Erkrankungen, meist hervorgerufen durch Erkältung. Noch öfter aber sind psychische Gründe vorhanden. Angst, Eifersucht, Schuldgefühle und dergleichen werden von dem kleinen Wesen — ohne es zu wollen — mit Bettnässen ausgearbeitet.

Als weitere Möglichkeit sind noch Wirbelverschiebungen in der unteren Lendenwirbelsäule anzuführen, die sich die Kinder bei Stürzen und beim Herumtollen zuziehen. Auch Belastungen durch schwere Schultaschen können hier mitschuldig sein.

Sehr günstig wirkt sich die FRZM am späteren Nachmittag oder frühen Abend aus. Massagearbeit wie im Behandlungsspiegel angegeben.

Wegen der möglichen Erstverschlimmerung in den ersten Tagen der Behandlung ist das Kind vermehrt zu beobachten, ob noch vor dem Zubettgehen genügend Harn abgeht. Und auch, ob das Kind dem Drang nachgibt, oder ob es den Harn während des Tages weiterhin zurückhält.

Blutarmut: (Anämie)

GP; KR-2+3 ⌇ li+re ((○)) ➡; Milzzone; ⌇ u. Re+li, vorwiegend li ((○)). Sternum ●●● ➡ ⤳ (Vorsicht bei perniziöser Anämie). Arzt aufsuchen!

Blasenleiden:

GP; KR-5; ⌇ u, li+re; ○○○ ➡ + ⌇; li+re; Harnleiter und Nieren leicht ausmassieren. Füße warm halten. Vorsicht vor Näße. Nicht auf kalte Unterlage setzen. Harnwegsinfekte vom Arzt abklären lassen.
mE = Brennen beim Urinieren. lwa!

Blinddarmentzündung:

GP; KR-4 ⌇ vorw. re, u. ((○)) - ●, ➡ ⤳ auf verhärtete Zone achten, Wadenmuskulatur etwa eine Handbreit unterhalb vom Knie außen gut massieren. Zum Arzt gehen. mE = Übelkeit, Erbrechen, Durchfall. lwa!

Blindheit: (auch vorübergehende)

GP; KR-2 + Magenzone ⌇ u+o, re+li, Zehen, besonders 1.-2.-3. ● ● ● -

$((\circ))$ � ➡, von Zehenkuppe in Richtung Fuß massieren. Gesamten Schultergürtel mit ● ● ● bearbeiten. Kante oder Eck! mE = Tränenfluß. lwa!

Blutandrang

GP; KR-1+2, besonders Großzehen + Nierenzone ↶ u+o, re+li ↔↔↔→ mit leichter Massage beginnen, ableitend ausstreifen, in Richtung Zehengrund. ⟹ mE = Nasenbluten. ab!

Blutdruck:

– niederer:

GP; KR-1 Wirbelsäule von oben nach unten entlasten, KR-2 Zehen ○ ○ ○ ⟹ + Herzzone anregen $((\circ))$

– hoher:

GP; KR-1+4 Nierenzone; bei hohem zweiten Wert ↶ $((\circ))$ ●●●→; sonst Großzehenballen hart massieren, auch Kante oder Eck einsetzen. Besonders OZ bei 12. Brustwirbel an der Innenseite der Füße.
mE = Kopfschmerzen, leichter Schwindel. lwa!

Blutungen: (allgemein)

GP leicht; KR-2 ↶ o+u, re+li, ———→ bei Nasenbluten Nasenzone massieren; Gebärmutter- und starke, langdauernde Regelblutung werden am schnellsten behoben, wenn Sie an der Innenseite der Füße etwa zwei bis drei Finger oberhalb der Knöchel einen leichten Druck ○ ○ ○ ausüben. Bei länger anhaltenden Blutungen Arzt aufsuchen.

Brennen: (inneres)

GP; FRZM besonders jener Körperzonen, wo das Brennen auftritt $((\circ))$ ○ - ◑ - ● ➡ und großflächiges ⟹ zum Schluß.

Bronchitis:

GP; KR-2+3 ↶ li+re, o+u, ● ● ●➡ Lungen-, Bronchialzonen und Zehen; mE = Verstärkter Auswurf, Müdigkeit, Husten. lwa!

Bruchleiden: (zur vorübergehenden Entspannung, sonst Arzt aufsuchen)

GP; KR-5 ↶ u. + ↷ i, li+re, Bruchseite bevorzugen ↔↔↔→ teilw. ✔ Sprunggelenk gut massieren.

Brust: (weibliche)

GP; KR-3 ⌒ re+li, o, auf Verfärbungen, Verquellungen, Verhärtungen am Fuß achten. ‑●●●→ ➡; Bei Selbstbehandlung gut mit der Ferse des anderen Fußes zu ereichen, öfter darüberstreichen.

Brust- und Rippenfellentzündung:

GP; KR-3 ⌒ o+u, re+li ● ● ● ➡, fest ausstreifen. mE = Fieber, Frost, Husten, Auswurf. Arzt! lwa!

Darmkrankheiten: (siehe Bauch, Durchfall, Verstopfung, Krebs)

GP; KR-4-5 ⌒ vorw. u, re+li ((o)) ‑●●●→ ➡ mE = Durchfall, stinkende Winde. ab!

Diabetes: (zur Unterstützung)

GP; + oberer Teil KR-4 = Organzone Bauchspeicheldrüse ⌒ u, li+re ((o)) ‑ o ➡ quer über die Fußsohlen; + Kopf; mE = veränderte Zuckerwerte; prüfen lassen.

Durchblutungsstörungen: (siehe auch Gicht, Verwachsung, Verkalkung)

GP; je nach örtlicher Belastung, zugeordneten KR + Zone massieren. Bei Durchblutungsstörungen immer großflächig arbeiten, das heißt keine einzelnen OZ für sich stark behandeln.

Durchfall:

GP; KR-4 bes. Magen, Bauchspeicheld., Darm beruhigen, ⌒ u, re+li o ‑ ⊖⊖⊖→ ⟹, Galle anregen ((o)) ⊖⊖⊖→.

Erbrechen:

GP; KR-3-4 ⌒ o+u, re+li ● ● ➡, auf Blinddarm achten, ((o)) ‑●●●→ ⤳ ➡ langsam, allgemein beruhigend, aber tief arbeiten. mE = Durchfall.

Erkältung:

GP; + jeweils erkältete Organzone (KR) gut ausmassieren (Blase, Kopf, Hals u.a.). Füße insgesamt gut ausstreifen. ◑ ‑ o ⟹; täglich wiederholt längere Zeit massieren.

Erschöpfung: (siehe Schwäche)

GP öfters, jedoch nur kurz, sanft massieren, Füße gut ausstreifen ⟶ - $\Longrightarrow$ KR-3 Solarplexus anregen ○ ○ ○.

Erstickungsanfälle:

Als Sofortmaßnahme (bis zum Eintreffen des Arztes) stehender Druck ● ● ● auf ⌒ u, re+li, Solarplex und ⌒ u, zentrale Organzone für Herzkranzgefäße — Bronchien ● - -●●●→ $\mathcal{N}$ $\Longrightarrow$, Kante suchen, drücken! Beruhigend arbeiten!

Fersenschmerzen:

GP; KR-5 — besonders Fersenrand ⟨⌒ u und seitlich, re+li, ((○)) - ● ● ● eventuell Sonde oder Fingernagel einsetzen, mm für mm ● ● ● $\mathcal{N}\mathcal{N}\mathcal{N}$ + nach oben ausstreifen ⟹
mE = Steifheit im Becken, Schmerzen im U-Leib, Abmagerung. lwa!

Fettsucht:

— (stoffwechselbedingte):
GP; KR-5, ⟨⌒ u, re+li, rundherum ganze Ferse kräftig massieren. Sonde, Fingernagel oder Kante einsetzen, mm für mm, ● ● ● $\mathcal{N}\mathcal{N}\mathcal{N}$ fast täglich über längere Zeit; nach oben ausstreifen ⟹; KR-4 Darm anregen; KR-3 Schilddrüse anregen. ⌒ u, re+li -●●●→ - ((○)) ⟹.
mE = Durchfall, Zittern, Übelkeit. lwa!

— (hypophysäre):
Vorgang wie oben + Großzehenballen ⌒ u, re+li ● ● ●, öfters am Tage kräftigen Druck auf den Zehenballen. Bei Selbstbehandlung: Zehe gegen Eck ansetzen, Ferse des anderen Fußes darauf, Druck, nachlassen, Druck!

— (hormonelle):
Vorgang wie oben + KR-5 Unterleibszonen ⟨⌒ u, re+li + ⌊⌒ i. re+li ○ ○ ○ $\mathcal{N}\mathcal{N}$ Hormonstatus prüfen lassen.
mE = Steifheit im Becken und in den Waden. lwa!

Fieber:

GP, ⊝⊝⊝→; KR-1 ⌒ re+li ⊝⊝⊝→ ⟹, als Organzone behandeln. Wadenwickel, Essigsocken, Arzt.

Fissuren:

GP oft wiederholen, über Stoffwechsel und Drüsen Hauttätigkeit anregen, Ernährung umstellen, Mineralstoffhaushalt kontrollieren lassen.

Frauenkrankheiten:

GP; KR-5 ⟨⟩ u, re+li + ⟨⟩ i+a, re+li, ((○)) ⟨⟩⟨⟩ ○○○→ Bei Unterleibserkrankungen ganze Ferse, innen und außen, bis Knöchel und Wade satt massieren, auch um den Fußrücken von Knöchel zu Knöchel = Eileiterzone, ausstreifen →. C! = während der Regelblutung nur leichte Massage ⟹, aber tieferen Druck ● ● ●.

Gallenbeschwerden:

GP; KR-3 ⟨⟩ u+o, re+li ● - ((○)) + ○●●● → ⟹ + Teile von KR-4 (vorwiegend rechtes, Blinddarmzone ((○))).
mE = Steinabgang, vorübergehende Übelkeit, Durchfall. ab!

Gebärmutterleiden:

GP; KR-5 ⟨⟩ i, re+li ○ ○ ○ ⟹ auch von der Fußsohle her, „G"-Punkt besonders in der Mitte der Ferse ● ● ● - ((○)). mE = Brennen, vermehrter Ausfluß = Reinigung. lwa!

Geburt:

— Zur Vorbereitung einer leichten Geburt, normales Becken vorausgesetzt, GP während der letzten Schwangerschaftswochen täglich leicht durcharbeiten, dazu in den letzten Tagen der Schwangerschaft KR-5 ⟨⟩ re+li, u + ⟨⟩ seitlich i+a re+li ○ - ◐ ⟹.

— Während der Schwangerschaft dürfen die Unterleibszonen (OZ) wegen möglicher Erstverschlimmerung nicht stark massiert werden. Dies wird jedoch nicht geschehen, wenn Sie Ihren Körper schon von Beginn der Schwangerschaft an mit der täglichen FRZM entsprechend fit halten.

Gedächtnisschwäche:

GP; KR-1+2 ⟨⟩ o+u, re+li ⟶ bis ⟹ eventuell ○ ○ ○; auf Magen achten, da Magenstörungen großen Einfluß vor allem auf das Namensgedächtnis haben.

152

Gefäßerkrankungen:

GP; es ist zu beachten, welche Art Erkrankung vorliegt. Bei Venenentzündung – siehe dort; bei Krampfadern – siehe dort; bei Verkalkungen ist allgemein der Stoffwechsel anzuregen, sonst auf Leber, Gicht und Rheuma achten (siehe dort).

Gelbsucht:

GP; KR-3-4 ⌒⌒ o+u, re+li, jed. vorw. re ((○)) ➡ + Darm allgemein, besonders aber auf Blinddarm achten ((○)) ➡
mE = Übelkeit, bitterer Geschmack. lwa! Bei Steinen: ab!

Gelenkerkrankungen:

Erkrankungen der Gelenke wie Arthrosen, Arthritis, Heberdensche Knoten, Gicht, Rheuma u.a.: GP mit besonderer Beachtung der jeweiligen Körperzone(n). Stoffwechsel und Lymphfluß anregen. ⌒⌒ o+u, re+li ⊖⊖⊖⊶ ⟹

– Die FRZM bei erkrankten Gelenken:

Gelenke können in allen Altersperioden des Menschen erkranken. Oftmals sind Gelenke schon bei der Geburt geschädigt oder nicht voll ausgebildet. Ein Beispiel sind die Hüftgelenksschäden bei Neugeborenen. Rheumatische Gelenkerkrankungen bedürfen immer einer guten Vorbehandlung (siehe auch Rheuma). Wichtig ist dabei, daß Sie den gesamten Körper in die Behandlung miteinbeziehen. Massieren Sie die Füße nach dem Grundprogramm öfters satt durch, um den Stoffwechsel anzuregen. Es ist günstiger, eventuell mehrmals täglich 10 bis 15 Minuten zu arbeiten, als hin und wieder für längere Zeit. Beachten Sie besonders die Wirbelsäulenzone.

Wenn über Gelenke gesprochen wird, werden immer auch die Knochen selbst miteinbezogen. Gelenke sind ja Verbindungen zwischen den einzelnen Knochen, um die Beweglichkeit unseres Körpers zu ermöglichen. Gerade die Beweglichkeit aber ist in Gefahr, wenn Gelenke (und Knochen) erkranken. Deshalb ist es nötig, daß die Verspannungen und Verkrampfungen, die schließlich den Druck auf die Gelenkflächen verursachen, aufgehoben werden. Mit der FRZM ist dies gut möglich. Wichtig für Sie bei der Selbst-oder Partnerbehandlung ist es zu wissen, daß Sie über die Füße alle Gelenke erreichen und damit die ärztlichen Behandlungsbemühungen wesentlich unterstützen können.

Gemütserkrankungen: (Gram, Kummer, Sorgen, Weinen, Selbstmordgedanken u.a.)

GP; KR-2+3 ⊂◐ o+u, re+li ═══► ────► ⇒, auch ○ ○ ○. Achten Sie besonders auf Herz-, Solarplexus- und Schilddrüsenzone. Sanftes, einfühlsames Arbeiten, langsam, beruhigend, aufbauend. mE = Zittern, Müdigkeit, Gähnen, vermehrtes Weinen; nicht stören — weiterweinen lassen, bis Person von selbst aufhört. Beobachten, nicht allein lassen.

— Unter sogenannten Gemütskrankheiten leiden mehr Menschen, als man allgemein annimmt. Gerade die Naturheilkunde bemüht sich, diesen Störungen im Wohlbefinden beizukommen. Jeder gute Homöopath hat eine Reihe wirksamer Mittel zur Hand, mit denen er den Gemütsstörungen zu Leibe geht. Sehr oft liegen die Ursachen für diese Erkrankungen tiefer im Psychischen. Aber auch rein körperliche Gebrechen können sich so auswirken. Besonders bei Frauen in den Wechseljahren treten, bedingt durch die hormonellen Veränderungen, häufig depressive Stimmungen auf, gleichwohl aber auch bei jungen Menschen in der Pubertät.
Ganz gleich, um welche Ursache es sich handelt (welche Diagnose der Arzt angibt), Sie können mit der FRZM alle gesetzten Maßnahmen bestens unterstützen.

Geruch:

(Körper):
GP; KR-3+4 ⊂◐ o+u, re+li ((○)) ●●●► ➡, vorwiegend Leber, Darm, Lymphe. Körpergeruch wird auch von schlechter Qualität der Verdauungsbakterien im gesamten Verdauungstrakt verursacht. Arztgespräch!

(Atem, Mund):
GP; KR-1+2 ⊂◐ o+u, re+li ● - ((○)) + ●●●► ➡, vorwiegend Großzehe bis Magenzone. Lungenzone gut aktivieren, teilweise ↗↗. Bittere Kräutertees mit einer Spur Arnicablüten vertreiben Mundgeruch.

Geruchsempfindlichkeit:

GP; KR-3 ⊂◐ vorwiegend u, re+li ((○)), ⊖⊖⊖► ➡; auf Magen, Zwerchfell, Solarplexus achten. Da Geruchsempfindlichkeit auf Tabakrauch, Blumendüfte, Parfums, Körperausdünstungen vorwiegend nervös bedingt sind, ist wie o.a. vorzugehen. Bei Empfindlichkeiten, besonders gegen abgestandenen Speisegeruch, ist neben obiger Anordnung noch Behandlungsvorgang wie bei Gicht angebracht. Homöopathie einsetzen.

154

— Oft sind Personen derart geruchsempfindlich, daß man annehmen könnte, es handle sich um eine Manie oder eine Allergie. Viele in dieser Hinsicht geplagte Menschen bezeichnen dies auch so: „Ich bin *so allergisch* gegen diesen ewigen Rauchgestank (u.a.)"; andere wieder sind gegen Körpergeruch empfindlich, während wieder andere abgestandenen Speisegeruch nicht vertragen können . . .

Die Gründe für diese Empfindlichkeiten sind in Magen-Darmerkrankungen und in Leber-Gallestörungen zu finden, aber auch eine Überschwemmung des Körpers mit Säure (Gicht) kann sie hervorrufen. Sehr oft finden sich Wirbelfehlstellungen, von denen Störungen dieser Art ausgehen. Alle möglichen Ursachen auf einen Nenner gebracht, kann man sagen: Überreaktion des Geruchsinns wegen Schwäche durch Überforderung — körperlich wie psychisch.

Bei Schwangerschaften braucht man ja nicht lange nachzuforschen, da weiß man von vornherein, warum Geruchsempfindlichkeit vorhanden ist. Sie kann aber auch noch andere Ursachen haben, vor allem, wenn sie zusammen mit Übelkeit und Erbrechen auftritt. Dauert so ein Zustand länger an, empfiehlt es sich auf jeden Fall, ihn vom Arzt abklären zu lassen. Auch dem Heilpraktiker fallen beim Stichwort „Geruchsempfindlichkeit" eine Menge homöopathischer Mittel ein, welche das Problem gut lösen. Sehr heikle Personen sind im Grunde vielfach weiter nichts als geruchsempfindlich. Achten Sie darauf, wenn beispielsweise Kinder nicht essen wollen!

Geschlechtstrieb: frühzeitiger, mangelnder, übermäßiger

GP; KR-5 ⌒ u, re+li + ⌐ i+a, re+li ●●● ⟶ ↗↗; auf besonders schmerzhafte Knötchen und Verhärtungen im Bereich dieses KR achten. Auch Sonde oder Eck einsetzen. Diese FRZM-Arbeit sollte besonders in der Familie und in der Partnerschaft angewendet werden. So oft wie möglich für längere Zeit.

Zur Regulierung beide Füße gut massieren, auf mögliche Unterleibserkrankungen achten. mE = Ausfluß, Steifheit im Becken.

— *Geschlechtstrieb:* Ein hoher Bevölkerungsanteil leidet unter Störungen im Geschlechtsbereich. Nicht nur, daß zunehmend viele Personen an Krankheiten der Geschlechtsorgane leiden, es krankt auch vielfach am geordneten Geschlechtstrieb.

Sehen wir einmal von den durch Erkrankungen der Geschlechtsteile bedingten Störungen des Geschlechtslebens ab, so muß nicht gleich Krebs oder eine ansteckende Krankheit den Geschlechtstrieb behindern. Schon eine chronisch dahinschlummernde Unterleibsentzündung oder psychosomatische Erkrankungen können den Geschlechtstrieb beeinträchtigen. Mehr als bei anderen Organen oder Teilgebieten wird hier zur normalen Funktion die wesenhafte Einheit von Körper-Seele-Geist gefordert; in erster Linie deshalb, um bei freudigem, befreiendem Umgang mit diesem Trieb neues Leben zeugen zu können.

Was können wir mit der FRZM tun, um den Geschlechtstrieb so in unser Leben einzuordnen, daß er uns weder Bedrängnis noch Mangel bringt? Ganz gleich, ob Sie Ihren geschlechtlichen Trieb ausleben oder anderweitig binden, auf ein gesundes Organsystem in diesem Bereich sollten Sie auf alle Fälle achten.

Gebärmutter, Eileiter und Eierstöcke erreichen Sie, genauso wie Hoden, Samenstrang, Prostata, durch die FRZM im Körperring 5. Massieren Sie die Fersen unten und seitlich bis zu den Knöcheln; innen und außen, von Knöchel zu Knöchel. Solange ein Organ gesund ist, ist es bei Ihrer Arbeit nicht so wichtig, die genaue Zonenlage (OZ) zu wissen. Da diese Gebiete am Fuß von vornherein empfindlicher sind, kann — zumindest am Anfang — die Massage sehr schmerzhaft sein. Sie brauchen sich deshalb nicht zu ängstigen und gleich an alle möglichen Erkrankungen denken. Ansonsten lassen Sie es vom Arzt abklären — vor allem dann, wenn die Organzonen in diesem Körperring weiterhin empfindlich und schmerzhaft bleiben.

Zusätzlich zum Fersengebiet massieren Sie noch die Unterschenkel, vorwiegend innen, hoch bis zum Knie. Dabei beachten Sie besonders eine Stelle, etwa eine Handbreit unterhalb des Knies, nahe am Schienbein. Dieses Gebiet ist meistens etwas verdickt und angeschwollen, auch schmerzhaft. Öfters leicht ausmassieren, aber auch sonst während des Tages könnten Sie diese Stellen dann und wann kurz drücken. Des weiteren verfahren Sie mit dem Gebiet etwa eine Handbreit oberhalb des Innenknöchels ebenso, wenn auch etwas leichter, da diese Zone fast immer sehr schmerzhaft ist und außerdem als wichtiges Akupunkturpunktgebiet zusätzliche Aufgaben hat.

Jetzt noch ein sehr wichtiger Arbeitshinweis: Während bei der Massage der Organzonen im Körperring 5 keine Trennung in Geschlechter zu beachten ist, sollten Sie als Mann das linke und als Frau das rechte Bein massieren. Dies gilt hauptsächlich für die beiden Punkte unterhalb des Knies und oberhalb des Innenknöchels. Wenn Sie noch zusätzlich das Grundprogramm zur Gesundheitspflege — nach den Angaben in diesem Buch — anwenden, wird Ihnen aus dem Bereich der Geschlechtssphäre jene vitale Lebenskraft zuwachsen, nach der Sie ja trachten.

Gesichtsneuralgie:

GP; KR-2 ⊂⊛ o+u, re+li ⊖⊖⊖→ ⟹ ⁄⁄, besonders die Zehen auch an den Seiten und unten ○ - ➊ ⟹. Auf Halswirbel und Zähne achten. Kalten Wind und Zugluft meiden. Vorsicht beim Autofahren.

Gicht:

GP; + Füße gut, satt ausmassieren ● ● ● ➙ in Richtung Zehen. KR-4 ⊂⊙⊃ u, re+li ((○)) ➊➊➊→ ➙. Nieren anregen, auf Herz-Kreislauf achten. Zum Entwässern Gicht-Tee trinken. Arzt aufsuchen.

— *Gicht:* Anstatt, wie es bei gut funktionierendem Stoffwechsel geschieht, den Harnstoff über die Nieren auszuscheiden, wird bei der Gicht schon in den Vorstufen (harnsaure Diathese) dieses Stoffwechselprodukt im Gewebe abgelagert. Meistens besteht eine erbliche Veranlagung für die Gicht. Folgt ein so veranlagter Mensch in seinem Verhalten und seiner Lebensweise diesen Anlagen, wird er immer Dinge tun, die seine Gicht fördern. Das soll aber nicht heißen, daß er geradezu schicksalhaft an die Gicht gebunden ist. Es liegt vielmehr im Urprinzip, im von seiner Seele schon vor der Annahme dieser Lebensform festgelegten Lehrplan.

Wenn Sie die Gicht in Ihrem Lebenslehrplan haben, müssen Sie das Prinzip der Säure kennenlernen. Wie Sie das bewerkstelligen, ob mit bewußtem Lernen auf verschiedenen Entsprechungsebenen oder über die Krankheit, ist für die Erfüllung des Lebensplanes nicht wesentlich. Sie können wählen zwischen den Bedrängnissen des Lernens oder den schmerzhaften Erscheinungen der körperlich gewordenen Gicht.

Von sogenannten Ernährungsaposteln wird immer auf die Schädlichkeit bestimmter Nahrungsmittel im Hinblick auf die Gicht gesprochen, ohne daß dabei das Wesentliche beachtet wird.

Gicht kommt ursächlich — wie viele andere Erkrankungen — aus einer gestörten psychischen Sphäre. (Die oben angesprochene erbliche Bereitschaft zur Gicht gilt als ein Lehr- und Lernprogramm für Säure, Zorn, Ärger, Agressivität usw.) Wer sich tagtäglich nur ärgert, sich wegen jeder Kleinigkeit aufregt und versäuert, braucht sich hinterher nicht zu wundern, wenn selbst eine ganz harmlose Speise (bei ihm) die Gichtwerte in die Höhe schnellen läßt.

Und er wird so lange Säure bilden, bis er gelernt hat, mit ihr umzugehen. Das heißt, bis er gelernt hat, wie man sie a) erst gar nicht erzeugt und b) wie man sie bindet und verwandelt.

Wenn Sie an Gicht (oder gichtisch-rheumatischen Zuständen) leiden, beginnen Sie bitte noch heute, besser jetzt gleich, Ihre Arbeit, die Umgebung, einfach alles um Sie herum und in Ihrem Inneren, freudig und fröhlich zu betrachten. So erzeugen Sie in Ihrem Körper Basen. Damit werden überschüssige Säuren gebunden.

Machen Sie sich zudem nicht allzu viele Sorgen darüber, was Sie essen sollten, um die Gicht nicht noch weiter anzuschüren.

Die Gicht ist von seiten der Naturheilkunde gut faßbar. Auch die FRZM bringt gute Ergebnisse, doch nochmals, als Grundheilmittel gilt die bewußte Änderung der psychischen Verhaltensweise. Meiden Sie Haß und Hader, Ärger, Zorn, unnötigen Streß und zwingen Sie sich, wenigstens einmal täglich aus Freude zu lächeln.

Grippe:

GP; + KR 3+4, ⌒ u, re+li ⊖⊖⊖→ ⟹ − ➡, insbesondere Darm und Nieren, um Schadstoffe auszuschwemmen. Bei grippalen Infekten empfiehlt sich vor und nach der Massage ein eher heißes Fußbad von circa 10 − 15 Minuten Dauer. Anschließend ins Bett. Fieber kontrollieren, verordnete Arznei nehmen oder naturheilkundliche Maßnahmen setzen. FRZM oft wiederholen.

Halskrankheiten: (ohne Schilddrüse)

GP; + KR-2 ⌒ u+o, re+li ⊖⊖⊖→ ➡ ⁄⁄ ⁄⁄, bei Erkältungen und Entzündungen besonders Großzehen-, Hals- und Bronchienzonen gut ausstreifen. Bei Mandelentzündung ebenso arbeiten, ganzen KR-2 gut massieren. Bei Räusperzwang und Kitzelhusten siehe Schilddrüse, Husten, Heiserkeit.

Hämorrhoiden:

GP; KR-5 ⌣ i, re+li ○ - ◑ ⟹ ⁄⁄, sehr schmerzhaft. Ab Ferse auch Gebiet zwischen Achillessehne und Unterschenkelknochen bis in die Waden hinein gut nach oben massieren ⊖⊖⊖→ ⟹
mE = Spontanblutungen, Afternässen, Brennen. ab!

Harndrang:

GP; + KR-5 ⌒ u, li+re + ⌣ i, li+re, satt in Richtung Innenknöchel massieren + ⌒ re+li, vorwiegend o, Außenrand des Fußes im Bereich KR-2 mit ((○)) ➡ ausmassieren. Diese Stelle am Fuß ist bei Harndrang oft sehr aufgequollen.

Heiserkeit: (siehe auch Halserkrankungen)

GP; KR-1+2 ⌐⊃ o+u, re+li ═══⟶ ⊖⊖⊖⟶ ⟹ besonders Bronchien, Schilddrüse, aber auch Herz und Magenzonen (KR-3) sanft ausmassieren. Auf den Oberseiten der Füße ⌐⊃ o, re+li ((○)) - ((○)) ➡ ⟋⟋ ⟋⟋ zwischen der Großzehe und der zweiten Zehe, jeweils am Grundgelenk schmerzhafte Knötchen und Punkte suchen, diese mit ● ● ● stehendem Druck, kurz auch mit dem Fingernagel massieren und stimulieren. Sie erreichen damit auch Kehlkopf und Stimmbänder. Ebenso siebten Halswirbel massieren. Auf Magen achten.

Herzkrankheiten:

GP; KR-1+3, besonders Grundgelenk der Großzehen. ⌐⊕ vorwiegend li, u+o, aber auch re. Am Grundgelenk der Großzehe von der Sohle her gegen den Gelenksknochen (Herzkranzgefäße-OZ) Verhärtungen und Quellungen suchen, mit ((○)) ➡ ausmassieren. Ebenso Herzzone (KR-3) gut ausstreifen.

mE = kurzfristig Herzklopfen, Schwitzen, Unruhe. lwa!

Hexenschuß: (siehe Ischias, Rücken, Erkältung)

GP; KR-4+5 ⌐⊂⊃ re+li, u+i. ● - ((○)), ●●●⟶ ➡ ⟋⟋ ⟋⟋; auch die Innenseiten der Fersen und ganz besonders an den Unterseiten der Fersen einen etwa einen Zentimeter breiten Streifen quer zu Fußsohle am Vorderrand der Ferse. Diesen Bereich täglich öfter kräftig gegen Tischeck oder sonstigen harten Gegenstand drücken. Drücken, absetzen, drücken und dabei immer ein wenig weitergehen, bis die ganze Ferse durchgearbeitet ist.

Hüftgelenksbeschwerden:

GP; KR-5 ⌐⊃ u, li+re ● ● ● ganze Ferse + ⌐⌐ a, li+re ⊖⊖⊖⟶ ⟹ ⟋⟋ ⟋⟋. Auf Wirbelsäule und Blasen, sowie Unterleibserkrankungen achten.

Hunger:

(mangelnder)

GP; KR-3 ⌐⊃ u. re+li, ○ ○ ○ ═══⟶ bis ──────⟶ ⟹, vorwiegend Magenzone. Zusätzlich Schienbein ──────⟶ sanft massieren. Auch leichtes Streichen mit einer mittelweichen Bürste von unten nach oben bis zum Knie fördert den Appetit.

(übermäßiger) Heißhunger

GP; KR-3 wie oben (außer Schienbein), aber satter, härter massieren. Zusätzlich am Fußrücken ⌐ re+li, mit ((○)) •••→ ⇒ ausmassieren. Suchen Sie noch die kleinen Verhärtungen in den Muskeln und Sehnen entlang einer geraden Linie vom zweiten Zehen bis Ansatz des Unterschenkels. Mit stehendem Druck ausmassieren. Sonde oder Fingernagel! • • • ⇒ ∿. Diese nur kurz einsetzen. Nimmt den Hunger.

Husten: (siehe Heiserkeit, Hals)

GP; KR-3 ⌐ li+re, u+o in Richtung Zehen gut ausstreifen ⇒, besonders Zwerchfell gut massieren, Bronchien und Lungenzone ⌐ li+re o+u •••→ ⇒, auch entlang der Linie zwischen ersten und zweiten Zehen. Schilddrüsenzone nicht zu stark anregen. Bei beständigem Kitzelhusten siehe Heiserkeit. mE = vermehrter Schleimauswurf. ab!

Impotenz: (siehe auch Geschlechtstrieb)

GP; KR-5 ⌐ u. li+re ○ ◑ auch •••→ ⇒ ∿, ⌐ li+re, i+a ○ - ◑ ═══→ ⇒. Zusätzlich den „G"-Punkt an der Unterseite der Fußsohle am Beginn der Ferse, etwa in der Mitte zwischen innen und außen. Beachten Sie diesen Punkt und den anschließenden Bereich bis zum inneren Fußrand, am vorderen Fersenteil, besonders bei Ihren Kindern. Schon sehr früh beginnende, häufige Massage dieses Gebietes hilft wesentlich dazu bei, die Geschlechtsorgane besser auszubilden. Wenn zum Beispiel bei Jungen ein Hoden nicht, oder sehr spät, schlüpft, kann mit der FRZM in diesem Gebiet (OZ) manchmal spontan geholfen werden.

Für den erwachsenen, geschlechtsreifen Menschen ist es sinnvoll, diesen „G"-Punkt öfter einmal an einem Eck durchzudrücken. Es fördert die Potenz und das Liebesleben.

Infektionskrankheiten:

Bei der direkten Behandlung von Infektionskrankheiten stößt die FRZM an eine ihrer Grenzen. Es ist aber möglich, die Arbeit von Arzt und/oder Heilpraktiker damit zu unterstützen. Vor allem bei lange Zeit bettlägerigen Personen hat sich die FRZM als unterstützende Maßnahme sehr gut bewährt. Suchen Sie in der Indikationsliste jene Erkrankung, an der Sie, der Partner oder Familienmitglieder leiden, und wenden Sie die FRZM nach dortigen Angaben an. Dies ist ohne Schaden möglich, da diese Therapie von Grund auf sehr umfassend und regulierend ist.

Ischias: (siehe auch Hexenschuß, Nerven, Rücken, Bandscheiben)

GP; KR-4+5 ⌒ u. li+re. ((○)) -●●●→ → Bauch gut entspannen, Verspannungen im Hohlfuß mit zunehmendem Druck ○ ◐ ● ausmassieren.

Auf Bandscheibenschaden (Wirbelverschiebungen) achten. Dazu KR-1 entlang der Wirbelsäulenzone mit tiefem, sattem, fortschreitendem Druck ausmassieren -●●●→ → ↗↗. Eventuell Sonde oder Fingerknöchel verwenden, kurze Ruhezeiten einlegen, während der die Person sich bewegen oder etwas herumgehen soll. Behandlung wiederholen, bis Erleichterung eintritt. Ischiasnervenzone, die quer zur Sohle, knapp vor der Ferse liegt, zusätzlich ausmassieren. Diese Arbeit bei Ischiasnervenentzündung vorsichtig und sanft, verteilend durchführen. Sonst mE = Verschlimmerung der Entzündung. ab!

Auch Druck des Fußes gegen Kante ⌒ u + seitl. ⌐ li+re, knapp vor der Blasenzone, ist sehr wirksam. Auch Laufen auf Steinen!!! Den Unterbauch gut massieren beziehungsweise schütteln. Für einige Zeit ganz eng anliegende Unterwäsche tragen, damit der nach unten ziehende Bauch die Wirbelsäule nicht zu stark belastet.

Kältegefühl: (Frost, Frösteln, mangelnde Lebenswärme)

Bei Kältegefühl und Frösteln sollten Sie das GP des öfteren durcharbeiten. Mit dem Grundprogramm zur Gesundheitspflege erreichen Sie ja den ganzen Körper. Zusätzlich auf Leber, Herz und Nieren achten. Diese Zonen gut versorgen. Bei beständigem Durchfall kann ebenfalls ein Kältegefühl, besonders in den Beinen und Füßen, auftreten. Bauch- und Darmzonen massieren. Oft liegt ein Mineralstoffmangel vor. Vom Arzt abklären lassen. (Auf Schilddrüse achten!) Kreislauf kontrollieren.

Kehlkopfentzündung: (siehe Halskrankheiten, Heiserkeit)

GP; KR-2 ⌒ o+u, re+li ○ - ◐ und ((●)) →, besonders zwischen der ersten und zweiten Zehe im Bereich der Grundgelenke. Dort auf kleinste Verhärtungen und Knötchen achten. Mit Sonde oder Fingernagel arbeiten. Auch Fingerknöchel ist gut. Vorsichtig arbeiten, da das zugehörige Gebiet am Fuß dann meist sehr brüchig ist. ↗

Klimakterium: (Wechseljahre)

GP; KR-3+5 ⌒ o+u, re+li ○ ○ ○ - ⊖⊖⊖→ ⇒. (Wechselbeschwerden sind mit der FRZM gut erreichbar, wenn auch nicht immer umfassend. Hier leistet die Homöopathie hervorragende Dienste.) Schilddrüse beachten.

Koliken:

GP; KR-1+4 ⌒ u. li+re + ⌎. ● - ((●)). Die erste Maßnahme bei Koliken und Krämpfen ist ein stehender, fester Druck auf einen Punkt am Rand der Fußsohle, innen KR-1. Dieser Punkt löst vor allem Gallen- und Nierenstein-koliken, aber auch Bauchkrämpfe. Dazu noch den entsprechenden Körper-ring gut massieren. Als zusätzliche Maßnahme sollte der Rücken im Bereich der 12. Rippe, vorwiegend rechte Körperseite, besonders im Winkel zwischen Rippe und Wirbelsäule, mit tiefem Druck ● auf die dort bestehende Verspan-nung ausmassiert werden (Kolikpunkt).

Kopfschmerzen: (siehe auch Migräne)

GP; KR-1+2 ⌒ o+u, re+li ● - ((●)), besonders auf Zehenballen und Zehen-kuppen.

— Obwohl Kopfschmerzen aus verschiedenen Ursachen herrühren, ist bei der Behandlung im allgemeinen kein Unterschied zu machen. Wichtig ist, das Grundprogramm immer wieder gut durchzuarbeiten und die Kopf-zonen zu entspannen. Zusätzlich zur FRZM sollten Sie anschließend ein heißes Fußbad machen, wobei das Wasser bis über die Waden reichen soll. Kopfschmerzen, die als Begleiterscheinungen von anderen Erkran-kungen auftreten (Infektionen, hormonelle Störungen u.a.), werden zu-sammen mit diesen behandelt.

Kopfsausen: ·

GP; KR-1+2+4 ⌒ o+u, re+li ● - ((●)) großflächig. Kopfsausen mit ver-schiedenen Geräuschen, Pfeif- und Piepstönen kommt vorwiegend durch Verkrampfung von Muskeln und Gefäßen zustande. Jedoch auch Verkramp-fungen im Dünndarm können Kopf- und Ohrensausen auslösen. Massieren Sie deshalb auch den KR-4 gut durch. Auf Wirbelfehlstellungen achten! Auf Gicht achten! Blutdruck! Zugluft meiden.

Krämpfe: (siehe auch Koliken)

GP; KR-1-4 ⌒ vorw. u, re+li ●●● - ((●)) ➡. Da Krämpfe im Körper aus den verschiedensten Ursachen entstehen können, ist es notwendig, beim Auftreten von Krämpfen immer die ganzen Füße zu massieren. Auf Wirbel-fehlstellungen, Mineralstoffstörungen und psychische Verhaltensweisen achten (siehe Bauch)! Beruhigend, sedierend arbeiten.

Krampfadern:

GP; KR-5 ⌒ vorw. u, re+li + ⬩ i, re+li ● - ○ ⟹, großflächig arbeiten. Vorsicht! Die Krampfadern selbst dürfen nicht massiert werden. Mit der FRZM kann jedoch im Bereich KR-5, also Becken, Leiste, Kreuzbein und LWS gut geholfen werden. Das Grundprogramm nicht vergessen!

Krampfhusten: (siehe auch Husten, Herzerkrankungen)

GP; KR-3 ⌒ o+u, re+li ((●)) - ● ➔. Besonders stehender Druck auf Solarplexusbereich und am Rande des Fußballens innen auf Verhärtung und Verkrampfung ausüben, bis Erleichterung eintritt. Zwischendurch absetzen! Schilddrüsenzone sanft ausmassieren. Auf Herz und Nieren achten!

Krebs:

Wenn das Krebsgeschehen, so es schon weit fortgeschritten ist, auch nicht primär mit der FRZM zu behandeln ist, ist es dennoch möglich, über diese Therapie ganz wesentliche Erleichterungen zu schaffen. Vor allem in der familiären Betreuungsphase kann bei dem Betroffenen die Abwehrkraft gesteigert und Lebensmut gegeben werden. Die Art und Dauer der Anwendung richtet sich jeweils nach der Schwere der Erkrankung. Leichte, möglicherweise täglich mehrmalige FRZM haben sich schon vielfach bewährt. Als Grundlage für die Arbeit dient das Grundprogramm, über das ein spezielles persönliches Programm zu erstellen ist.

Kropf: (siehe Schilddrüsenerkrankungen, Hals)

GP; KR-3 Schilddrüsenzone ⌒ re+li, vorw. u. ◑ - ●, ⟹ - ➔ ⟋, auf Verhärtungen und Gelosen achten, langsam arbeiten, nicht zuviel auf einmal anregen. Bei jeder Schilddrüsenbehandlung immer Herz- und Nierenzonen miteinbeziehen. mE = Zittern, Unruhe, Schlaflosigkeit.

Leberflecken:

Schon mit dem GP erreichen Sie eine Regeneration des Stoffwechsels. Wichtig ist dazu noch KR-3. ⌒ li+re, u. ((●)) - ●●●➔ ➔. Neben der Leberzone noch die Nieren, speziell die Nebennieren sanft massieren. Verstopfung lösen. mE = Durchfall. lwa!

Leberkrankheiten:

GP; KR-2+3 ⌒ u. vorw. re, + ⌒ o, re+li ((●)) - ➔, in kleinen Einheiten, möglichst täglich mehrmals kurze Behandlungen durchführen. Nach einiger

Vorbereitung kann intensiver gearbeitet werden. Auf Blinddarmzone achten und immer miteinbeziehen, besonders dann, wenn der Blinddarm operiert wurde. mE = Übelkeit, bitterer Geschmack, Durchfall, getrübter Urin. Beständiger Druck im rechten Oberbauch. Kopfschmerz. Iwa!

Lungen -krankheiten, -entzündungen:

GP; KR-2+3 ⌐⌐ re+li, u+o ○ ○ ○ ⟹, breitflächig satt ausmassieren, besonders auch seitlich am Fuß am Übergang vom Fußrücken zur Fußsohle. Ärztliche Anordnungen befolgen. Siehe Fieberbehandlungen.

Lymphdrüsenerkrankungen:

GP; zusätzlich zum Grundprogramm besonders jene KR, in deren Bereich erkrankte Lymphdrüsen vorhanden sind. Großflächig arbeiten, wobei zuerst die Drüsenzone selbst leicht aktiviert werden soll.

— Die Bezeichnung Lymphdrüsen für jene Gebilde im Körper, die zum einen Schutzstoffe gegen Gifte und Toxine liefern, zum anderen ein Filtersystem im Körper darstellen, ist — obwohl in der Bevölkerung noch gebräuchlich — veraltet. Allgemein wird in medizinischen Kreisen von Lymphknoten gesprochen. Für unseren Bereich der FRZM ist es notwendig zu wissen, daß wir über diese Therapie die verschiedenen Lymphknoten sehr gut erreichen und sehr gut entlasten können. Bei der Massagearbeit am Fuß werden ja am Fuß selbst, aber auch im zugehörigen Reflexgebiet neben gebundener Energie auch abgelagerte Stoffe freigesetzt und von den Lymphknoten ausgefiltert. Deshalb ist es notwendig, die Lymphknoten aktiv und gesund zu erhalten. Dies gilt nicht nur in Hinblick auf die FRZM, sondern generell. Zögern Sie nicht, wenn Sie bei sich oder Familienangehörigen verhärtete und/oder schmerzhafte Lymphknoten entdecken, möglichst umgehend zum Arzt zu gehen.

Magenerkrankungen:

GP; KR-1+3+4. Bei KR-1 besonders den Brustwirbelsäulenabschnitt im Bereich zwischen Großzehengrundgelenk und etwa in der Mitte, um die Innenkante des Fußes. Damit begegnen Sie Magenbeschwerden, die aus der Wirbelsäule und aus dem nervlichen Gebiet kommen. ⌐⌐ re+li, o ((●)) - ● ⟶. Bereits bestehende Erkrankungen des Magens werden im KR-4 therapiert. ⌐⌐ re+li, u. ● ● ● ((●)) ⟶ tief und satt arbeiten. Zwischendurch auch Kante einsetzen. mE = Sodbrennen, Krampf, Übelkeit.

Mandelentzündung: (siehe Hals, Entzündungen, Infektionen)
GP; KR-2, Halszone, besonders Zehen gut ausmassieren. Am Großzehen-
hals Millimeter für Millimeter kleine Verhärtungen oder Knötchen mit
● ● ● ➡ ausmassieren. ⌒◗ ((●)) ➡ ↗. Sonde oder Fingernagel einsetzen,
dies besonders bei erster und zweiter Zehe im Innenbereich des Grundgelen-
kes am Fußrücken; also oben zwischen den Zehen. Gebiet satt ausstreifen.
⌒◖ o, re+li ● - ((○)) ➡. Vorsicht bei der Arbeit wegen Verletzungsgefahr.

Mastdarm:
GP; KR-5 ⌒◗ u, re+li, + ⌎◗ i+a, re+li, aber vom li ○ ○ ○ ⟹ ↗ sanft
arbeiten, da dieses Gebiet meist sehr schmerzhaft ist. Im Laufe des Tages
öfter einmal mit der Ferse des anderen Fußes das Gebiet unter den Knöcheln, um die Ferse herum, reiben beziehungsweise drücken. An der Unterseite der Ferse Kante einsetzen. Vorsicht bei Schwangerschaft.
mE = kurzfristiges Brennen, Nässen, Durchfall.

Menstruation:
GP; KR-5 ⌒◗ u, re+li ◐ - ● ⟹ auch Kante einsetzen, ⌎◗ re+li, vorwiegend
innen, um den Rist herum bis unter den Außenknöchel (Eierstockreflex), ○ -
◐ ⟹ ↗. Insgesamt schmerzhaft.

Störungen im Bereich der Periode und der Regelblutungen können mit
der FRZM sehr gut beeinflußt werden. Besonders bei jungen Mädchen vor
der ersten Regelblutung (Menarche) und während der Pubertät, aber auch
während der ganzen Zeit bis zum Klimakterium sollten Frauen die FRZM
zum reibungslosen Ablauf der Menstruation einsetzen. (Es ist keineswegs
normal, wenn die Periode jedesmal schmerzhaft ist.)

Bei sehr starken, lang andauernden Blutungen auch das Gebiet vom Innenknöchel bis in die Waden hinein gut ausmassieren. Dabei auf schmerz-
haftes Gebiet etwa zwei bis drei Fingerbreit oberhalb des Innenknöchels
achten und satt ausstreifen. Dieses Gebiet und unterhalb des Knöchels
tagsüber öfter mit der Ferse des anderen Fußes reiben und drücken.

Migräne: (siehe auch Kopfschmerzen)
GP; KR-1+2 ⌒◗ re+li, o+u. Die Zehen gut ausmassieren, langsam über längere Zeit arbeiten. Magen- und Leberzone in KR-3+4 mit ((●)) - ● ● ● ➡ anregen und gut ausstreifen. Migräne kann viele Ursachen haben, daher ist es notwendig, möglichst den ganzen Körper in die Behandlung miteinzubeziehen.
Auf chronische Erkrankungen, auch tiefliegende, bakterielle achten.

mE = Fieber, aufflammender Kopfschmerz für kurze Zeit. Wiederkehrender Blutandrang nach vorübergehender Beruhigung durch die FRZM, besonders, wenn grippale Infekte (u.a.) vorhanden sind.

— Vermeiden Sie Ärger und Hektik, wenn Sie anfällig sind. Langsam und ruhig essen, keine Geschäfts- und sonstigen Probleme während der Mahlzeiten. Migräne, besonders der oft sehr heftige, einseitig auftretende Schmerz, ist durchweg auf Spannungen im Körper zurückzuführen. Dafür gibt es neben den eben angesprochenen Ursachen noch eine ganze Reihe weiterer. Sollten Sie mit der FRZM nicht den rasch gewünschten Erfolg haben (meist ist es so, daß die FRZM zu wenig nachhaltig angewendet wird), massieren Sie noch zusätzlich den Oberbauch direkt gut durch — mit stehendem Druck auf Verdickungen und Verhärtungen in der Bauchdecke einwirken —, weiter entlang des Hinterhauptrandes von Ohr zu Ohr und den Hals seitlich entspannend durchmassieren.

Da die Ursache für Migräne bei jeder Person eine etwas andere ist, muß schließlich jeder einzelne seine eigene Massageabfolge finden, mit deren Hilfe er sich von der lästigen Plage befreien kann. Entspannende Tees und Medikamente sind dabei hilfreich. Gerade die Migräne, von der so viele Menschen betroffen sind, ist ein Paradebeispiel dafür, daß man Beschwerden selbst oft besser in den Griff bekommen kann, als es mit noch so vielen „Heilhelfern" geschehen kann.

Mittelohrentzündung:

GP; KR-2 bes. 4.+5. Zehe ⟡ li+re, o+u, ● - ((●)) ➡. Satt bis in den KR-3 arbeiten. Suchen Sie entlang der Zehen und Fußknochen nach Verhärtungen, die oft sehr tief sitzen. Beide Füße massieren, jedoch erkrankte Seite bevorzugen. Setzen Sie zusätzlich einen Druck auf den Knochen hinter dem erkrankten Ohr (Processus mastoideus = Warzenfortsatz) und massieren Sie mit leichten Strichen den seitlichen Hals nach unten. ⟶.

mE = kurzfristiger Fieberanstieg, verstärkter Ohrenfluß.

Mund -schleimhautentzündungen, -geschwüre, -fissuren, -geruch:

GP; KR-2 ⟡ re+li, vorw. o, ●●●➡ - ● ● ●⟋ ➡. Großzehen gut ausmassieren. Kante oder Eck einsetzen.

Muskel -schwäche, -kater, -schmerzen:

GP; KR-1+3, bes. Solarplexus, re+li, o+u.

Bei Dauerschmerzen in der Beinmuskulatur den Bauch gut ausmassieren lassen und auf Wirbelsäule achten. Auch Gicht oder Rheuma können Muskelschmerzen verursachen. Bei Muskelkater gesamte Ferse massieren und die Wadenmuskulatur gut lockern.

— Wird von Muskeln gesprochen, denkt man vorwiegend an jene Pakete, die an Armen, Beinen, Brust oder Rücken sitzen. Wir sollten uns aber vergegenwärtigen, daß sehr viele wichtige Muskeln sich auch in unserem inneren Körper befinden. Das Herz, der Magen, die Blase, überall sind Muskeln am Werk, um die nervalen Befehle auszuführen. Und sie übernehmen auch einen Teil der bei der FRZM ausgelösten Reize. Es wird in diesem Buch sehr oft von der Arbeit zur Entspannung gesprochen. Prägen Sie sich diese Notwendigkeit ein, denn ein Muskel kann nur so viel leisten, als ihm Arbeitswege zur Verfügung stehen. Ist ein Muskel verkrampft, hat er nur mehr einen Teil seiner Möglichkeit zur Verfügung. Dabei wird der arbeitende Teil des Muskels überfordert (Kater), der blockierte Teil aber unterversorgt.

Mit der FRZM können wir viele solcher Verkrampfungen lösen, daneben müssen noch weitere Maßnahmen durchgeführt werden. Hier, wie auch bei Lähmungen der Muskulatur, sollte die Wirbelsäule gut aus massiert werden. Neurologische Ausfälle oder Verkrampfungen, wie sie hauptsächlich bei Hirn- und Rückenmarkverletzungen auftreten, sind mit der FRZM manchmal sehr gut zu beeinflussen: es ist aber eine eigene Absprache mit dem Arzt nötig, und die FRZM-Arbeit sollte vom entsprechend ausgebildeten Therapeuten durchgeführt werden. Vergessen Sie nicht: Muskeln funktionieren am besten, wenn sie durch Arbeit trainiert und dabei von Schlackenstoffen befreit werden.

Nacken-Schulterschmerzen:

GP; KR-2 ⌒ re+li, o+u ● - ((●)) + -●●●→ ➡. Den Fuß zwischen den Händen gut durchwalken, besonders an der Außenseite Verspannungen lösen. Schulterreflexzonen tief ausarbeiten, dabei an der Fußsohle die oft sehr tief sitzenden Muskelverhärtungen zwischen vierter und fünfter Zehe suchen und durch ● ● ● Druck lösen. Fuß insgesamt gut ausstreifen.

Nasen -bluten, -katarrh, -polypen:

GP; KR-2, bes. Großzehen + Bronchien. ⌒ re+li, vorw. o, ○ - ● auch ((●)) ➡. Rund um das Nagelbett der Zehen auch Fingernagel oder Sonde einsetzen. Leicht und langsam arbeiten. Schmerz jeweils abklingen lassen. Bei Nasenpolypen, besonders bei Kindern, zusätzlich den gesamten KR-5 gut ausmassieren, bevorzugt das Gebiet um und unterhalb des Innenknöchels. mE = vermehrter Nasenfluß.

Nervenkrankheiten:

GP; von Schwächen, Schmerzen bis zu manifesten Nervenerkrankungen sind Störungen im Bereich der Nerven bekannt. Die meisten Beschwerden der Nerven aber — außer direkten Nervenerkrankungen wie etwa Multiple Sklerose (MS) — sind mit anderen Erkrankungen verbunden und über diese dann zu erreichen. Bei Nervenschmerzen auch auf die Wirbelsäule achten.

Nieren -erkrankungen, -steine, -koliken. Nebennieren:

GP; KR-4+5 ⌒ re+li, u. ●●●→ ∕∕∕∕ auch ● ● ●. Sowohl bei Erkrankungen der Nieren als auch bei Steinen langsam und einschleichend arbeiten. Nicht zu sehr reizen. Die Nieren sind mit der FRZM sehr gut erreichbar, eine Regeneration dauert jedoch vielfach sehr lange. Oft sind dazu Jahre nötig! Ärztliche Anweisungen befolgen. Bei Steinkoliken sollte der (dann schmerzhafte) Punkt am Körper zwischen den Winkel von Wirbelsäule beim 12. Wirbel und der letzten Rippe mit hartem Druck (auch von einer Kante) massiert werden. Es ist dies ein spezieller Kolikpunkt, der auch bei Gallenkoliken wirksam ist. ● - ((●)). mE: Abgang von Gries und Steinen. lwa!

Ödeme: (Wassersucht)

GP; KR-3+4 ⌒ re+li, o+u ●●●→ ➞ ➞. Satt, gezogen und tief ausstreifen. Langsam arbeiten, Lymphfluß anregen. Herzzone besonders am linken Fuß gut ausmassieren. Nieren beachten. mE: viel Harndrang.

Ohren: (Schwerhörigkeit, siehe auch Mittelohrentzündung)

GP; KR-2 ⌒ re+li, o+u ● ● ● ➞ ∕∕∕∕, besonders die vierte und fünfte Zehe. In diesem Bereich tief in den Fuß hineinarbeiten und gut ausstreifen. Besonders auf Verhärtungen achten. Da Schwerhörigkeit mit schlechter Funktion des Dünndarms zusammenhängen kann, ist auch dieses Gebiet gut mitzuversorgen.

Prostataleiden:

GP; KR-5 ⌒ i, re+li, + ganze Ferse mit ● ● ● - ((●)) ausmassieren. Auf Blase achten. Zusätzlich in der Verlängerung des Zehenspaltes zwischen Großzehe und zweiter Zehe bestehende Verdickungen des Gewebes gut ausmassieren. ⌒ re+li, o, ● ● ● - ●●●→ ➞ ∕∕∕∕, teilweise sehr schmerzhaft.

Rachitis:

GP; KR-1 und alle Bereiche, die das Knochenwachstum fördern. Auf richtige Ernährung und Mineralstoffversorgung achten. Viel Sonne und frische Luft. Arzt aufsuchen.

Rheumatismus:

GP; KR-4+5 ○ - ◑ - ● ((●)) ➡. Ganzen Fuß gut durchmassieren. Auf Verhärtungen und Verkrampfungen achten. Verdauung und Blase anregen, dazu den KR-4 satt und tief massieren. Am Fersenrand und um die ganze Ferse herum mit Druck massieren. Auch Kante, Sonde oder Findernagel einsetzen. ∿∿. mE = auseinanderfließende Schmerzen, Steifheit besonders im Gesäß, aber auch im ganzen Körper, Fieber.

Rücken:

Sehr viele Personen leiden unter Rückenschmerzen. Vor allem der untere Rücken ist davon betroffen. Ursachen dafür gibt es viele. Eine der wichtigsten ist in Wirbelfehlstellungen zu finden. Es kann sich durch eine abrupte Bewegung ein Wirbel plötzlich verschieben, aber meist geht es über Jahre, in denen sich Wirbelfehlstellungen herausbilden.

Auch Becken-Kreuzbeinverschiebungen verursachen oft einen Dauerschmerz im Rücken. Kommt es zu einer einseitig großen Belastung oder durch Abnützung zu einem Bandscheibenschaden, wird eine Operation nicht zu umgehen sein. Andererseits ist es mit der FRZM möglich, durch entspannende Massagen der Zonen am Fuß, vorwiegend in KR-1, den Schmerzen beizukommen. ⟿ + ⟿ re+li, i, ● ● ● - ●●●➡ - ((●)) ⟹. Aber auch Darm und Unterleibszonen gut ausmassieren, da durch Störungen in diesen Gebieten sehr häufig Rückenschmerzen ausgelöst werden.

Rückenmark:

Erkrankungen des Rückenmarks oder eine Beschädigung sind immer schwerwiegend. Meistens sind Lähmungen die Folge (Querschnittlähmung). Weder die Schulmedizin noch die Naturheilkunde sind heutzutage in der Lage, derartige Folgeerscheinungen auszuheilen. Die FRZM ist sehr gut geeignet, bei Rückenmarkschäden, besonders bei Querschnitt, Entlastung und Entspannung zu bringen. Wenn Sie eine so betroffene Person zu betreuen haben, sollten Sie täglich (wenn möglich mehrmals) die Füße dem Grundprogramm gemäß durchmassieren, wobei Sie dem KR-1 besonders

viel Augenmerk schenken sollten (siehe Erklärung KR I). ⌣ re+li, vorw.
u. ●●●→ - ((●)) ➡

— Da der Gelähmte seine Fußsohlen nicht mehr belastet, entfällt für den
Körper auch die Erfüllung der evolutionär verankerten Erwartung. (Siehe
Teil A, Seite 20).
Sie können dem Kranken aber viel Gutes tun, wenn Sie, in rhythmischer
Folge mit dem Atem, mit den Fäusten abwechselnd links und rechts auf
die Fersen klopfen. Die Person liegt dabei auf dem Bauch und atmet genau
mit der Schlagfolge mit. Wenn Behandler und Patient dabei gedanklich
und sprachlich noch einen Dauerlauf absolvieren, mit leichterer Atmung
bei ebenem Gelände und schneller bei gedachten Steigungen, wird sich
der Behandelte durch dieses „Training" sehr rasch wesentlich besser fühlen.

Schwindel:
GP; vorwiegend KR-2 + Nieren und Darmzonen ⌢ re+li, o+u ————→-
⹀═══➜ + ○ ○ ○ ➡. Auf Gicht, hohen Blutdruck, Wirbelsäule (besonders
HWS) und Schilddrüse achten. Medikamente (zum Beispiel Antibabypille
u.a.) beachten.

Sodbrennen:
GP; KR-3+4 ⌢ re+li, o+u, Magenzone mit ●●●→ - ((○)) ➡, mittlerer
Druck vorwiegend zwischen 1. + 2. Zehe, satt ausstreifen.
mE = Magendruck. lwa!

Sorgen:
GP; versuchen Sie, Ihre ewig nagenden Sorgen beziehungsweise die daraus
resultierenden Beschwerden mit FRZM zu beseitigen, indem Sie im Bereich
KR-2+3 die Füße gut ausstreifen. Weich ⹀═══➜ ○ und schmeichelnd massieren. ⌢ re+li, o+u Solarplexus, Magen, Leber.
mE = Müdigkeit, Drang zum Weinen.

Stimme: (rauh, Stimmbanderkrankungen)
GP; KR-1+2 ⌢ re+li, o+u ●●●→ - ((○)) ➡. Behandlung fast identisch mit
Vorgabe bei Kehlkopfentzündung.

Stirnhöhlen -katarrh, -entzündung, -eiterungen:

GP; KR-1+2 ⌒ re+li, o+u ● ● ● - ((●)) ➡ ⤩⤩. Zehen und Fuß gut entlastend durchmassieren, besonders Großzehen um das Nagelbett herum Millimeter für Millimeter mit ● ● ● Druck versehen. Sonde oder Fingernagel einsetzen. Ansonsten die Großzehen, vorwiegend Innenseiten, satt nach unten Richtung Grundgelenk bearbeiten, um den Kopf zu entlasten.

mE = Fieber abwechselnd mit Frost, Verstopfung, Nasenfluß, Durst.

Stuhlprobleme: (siehe auch Darm, Mastdarm, After, Bauch, Durchfall, Verstopfung)

GP; KR 4+5 ⌒ re+li, u, ● - ((●)) ➡ ⤩. Bei KR-4 li am Fußinnenrand nahe der Ferse beginnen, dem Darmverlauf entlang massieren, am rechten Fuß weiter bis Blinddarmzone. Erst wenn Dickdarm so vorbereitet, mit weichem Druck ○ ○ ○ ⟹ - ◑ ➡ von re nach li massieren.

mE = Stinkende Flati, Abgang verkrusteter Kotreste.

Thrombose:

Vorsicht! Bei Thrombose FRZM nicht anwenden, solange noch Entzündungen bestehen. Erst wenn durch ärztliche Behandlung die Gefahr weiterer Thrombosen gebannt ist, sollte die entsprechende FRZM mit GP angewendet werden, um die erkrankten Körperzonen zu versorgen.

Übelkeit: (beständige)

GP; KR-3 ⌒ re+li, vorw. u. ○ - ◑ ➡, anfänglich leicht, später dann satt ausmassieren. Auf Magen, Blinddarm, Leber, Herz achten.

Unruhe:

GP; zusätzlich zum Grundprogramm den Bereich Solarplexus KR-2-3 ⌒ re+li, u. mit ○ - ● stehendem Druck versorgen. Schilddrüsenzone beruhigend massieren. Allgemein nicht zu lange und zu oft arbeiten. Bei großer, nächtlicher Unruhe auf Zugluft am Arbeitsplatz achten. Bei Unruhe der Beine Mineralstoffversorgung überprüfen. Herz und Kreislauf überprüfen lassen. Auch Diabetes kann große Unruhe bringen.

Venenentzündung:

Vorsicht! Bei Venenentzündung in den unteren Extremitäten sollte die FRZM nicht ohne Rücksprache mit dem Arzt angewendet werden, obwohl diese Therapie hervorragend dazu geeignet ist, Gefäßstörungen und -erkrankungen zu erfassen. Arbeiten Sie das Grundprogramm öfter durch, dafür nicht zu intensiv auf einmal. Denken Sie dabei nicht so sehr an eine Auflösung von Ablagerungen und Schlacken in den RZ, wie dies bei der FRZM angestrebt wird, sondern mehr an die Auflösung von Energiestauungen, die u.a. vorrangig an der Entstehung von Gefäßstörungen dieser Art mitwirken. Arbeiten Sie vorwiegend sedierend ⇌ - ⟶ ○ ○ ○.

Venenerweiterung: (siehe Krampfadern, Hämorrhoiden)

GP; KR-5, besonders die Fersen rundherum und deren Unterseite. ⟵⊃ re+li, u+seitlich, ebenso ⟵⊃ re+li, vorw. i., aber auch über den Fuß bis zum Außenknöchel ○ ○ ○ - ◑ ⟹. Auch Sonde oder Kante einsetzen. Fingernagel ⤳⤳. Erweiterte Venen nicht hart massieren, großflächig arbeiten.

Verlagerungen: (Senkungen, Magen, Nieren, Blase, Unterleib)

GP; + alle zugeordneten Zonen am Fuß mit länger andauerndem Druck und Entlastung bearbeiten. Leicht ausstreifen. Dauert lange, bis Erfolg eintritt.

Verrenkungen: (Gelenke, Rücken)

GP; + jene Reflexzonen, die mit dem verrenkten Körperteil verbunden sind. ○ ○ ○ -⊖⊕⊖⟶. Leichter, abgesetzter bis fortlaufender Druck ist gut. Dabei mit der Hand ein leichtes Zittern erzeugen, das ins Gelenk gehen soll. Zwischendurch Gelenk und umliegendes Gewebe gut ausstreifen, ⟹, großflächig mit ganzer Hand.

Verstopfung: (siehe auch Stuhlprobleme)

GP; KR-4+5 ⟵⊃ re+li ●●●⟶ - ((●)) ⟹, vor allem Bauch und Ferse, aber auch Gallenreflex und Bauchspeicheldrüse versorgen. Bei lange bestehender Verstopfung sollte noch die Wadenmuskulatur gut durchmassiert werden. Wenden Sie öfter am Tag einen Druck auf den Muskelbauch des Handhebers an. (Es ist dies der Muskel gleich nach dem Ellenbogen an der Oberseite des Unterarms.) Der tiefe Druck ist sehr schmerzhaft, löst aber die Verspannung im Darm, die zur Verstopfung führt. mE = bei zu intensiver Massage Durchfall. Auch Kopfschmerz durch Freiwerden von Giften. wa!

Völlegefühl: (Blähungen)

GP; KR-3 ⟵⊃ re+li, u. ○ ○ ⇌ ⟹ + leicht streichen im Bereich der

Magenzone und Wirbelsäule. ⟶ Ernährung umstellen, Ärger und Zorn vermeiden.

Wadenkrämpfe: (siehe auch Krämpfe)
GP wiederholt durcharbeiten. Zur schnellen Erleichterung bei Waden-krämpfen den Fuß gegen eine Ecke oder Kante drücken. Dabei Druckstellen entlang der Wirbelsäulenzone (KR-1) nach und nach verlagern. Zum Schluß noch festen, stehenden Druck ● ● ● etwa in die Mitte des Hohlfußes setzen (Dünndarmreflexzone). ⌒ u. re+li. Mineralstoffversorgung überprüfen lassen. Auf Würmer achten. Mehr Flüssigkeit zu sich nehmen.

Wassersucht: (siehe auch Herz, Niere, Kreislauf)
GP; KR-2 ⌒ re+li, o+u ⊖⊖⊖⟶ ⟶ ⟹ Kreislauf anregen. Arzt!
mE = Blasendrang, Herzklopfen.

Wunden:
— Sowohl äußere als auch innere Wunden (Operationen) zeichnen sich (fast) immer im zugehörigen Reflexgebiet am Fuß ab. Verschieden: Oft mit einer tiefen, zum Teil geröteten Furche, mit einem roten Punkt, oder mit einer Quellung. Wunden sind allgemein sehr zugänglich für die FRZM. Bei Operationen oder sonstigen Verletzungen, aber auch bei Knochenbrü-chen, hat man mit der FRZM die Möglichkeit, direkt auf die Wundheilung einzuwirken. Wenden Sie die Therapie sehr oft an, bei einer dem Hei-lungsverlauf angepaßten Dauer. Wenn Sie dazu eine kleine Kugel in die Socken geben und die besagte Stelle immer wieder mit Druck ● ● ● und Entlastung gegen Boden oder Wand bearbeiten, wird sich Ihr Zustand wesentlich rascher bessern. Bei Knochenbrüchen am Fuß – oder anderen Verletzungen mit Gipsverband – massieren Sie den anderen Fuß gut durch und nehmen als Ersatz für den nicht erreichbaren Fuß die gleichsei-tige Hand mit Arm dazu (auch in den Händen sind die Reflexzonen zu fin-den, jedoch nicht so ausgeprägt).

Wutanfälle:
GP; KR-3, vorwiegend Solarplexus ⌒ re+li, u. ● - ((●)) ➡. Fuß gut durch-walken, auf Würmer achten, Leberfunktion und Blutzucker kontrollieren las-sen. Auf Gicht achten.

Zähne:

GP; KR-2 ⌒ re+li, o+u, alle Zehen, besonders die Kuppen und seitlich, bis zu den Grundgelenken. ● ● ● ➝ ↗↗, sehr schmerzhaft! Bei der Arbeit auf kleinste Verhärtungen und Knötchen im Gewebe achten und mit ● - ((●)) ausmassieren. Sonde oder Fingernagel für kurzen, stehenden Druck auf verhärtete Stellen verwenden. Vorsichtig arbeiten, da das Gewebe hier meist sehr dünn ist. Verletzungsgefahr! Durch chronisch erkrankte Zähne kann es zur Bildung von Hühneraugen und Hornhaut an den Zehen kommen. Oft sind entzündliche Verdickungen der Zehen ebenfalls auf die Zähne zurückzuführen. mE = Durch Aktivierung chronischer Herde kann es zu Zahnschmerzen kommen. Wenn Schmerzen in Wangen und Hals übergehen, verdickte schmerzhafte Knoten am Unterkiefer suchen und mit ● - ((●)) ↗↗ wiederholt ausmassieren. Gesicht über Hals ausstreifen. ⇒ ➝.

— Zähne sind reflektorisch auch von den Fingern aus gut erreichbar. Um Schmerzen beim Zahnarzt besser ertragen zu können, sollten Sie während der Behandlung beim Zahnarzt mit zwei Fingernägeln der einen Hand einen gleichbleibend tiefen Druck beiderseits am Nagelfalz des jeweils zuständigen Fingers der anderen Hand ausüben. Durch die dadurch entstehende Energieblockade wird Schmerz in den Zähnen nicht mehr empfunden.

Zahnfleischerkrankungen:

GP; KR-1+2 ⌒ re+li, o+u, ◑ - ((●)) ⇒ ↗↗. Da Zahnfleischerkrankungen häufig ein Zeichen für Erkrankung des gesamten Verdauungstraktes sind, ist dieser vorrangig zu behandeln. Auf Mineralstoff- und Vitaminmangel achten. Möglichen Pilzbefall (Candida) vom Arzt abklären lassen.

Zittern: (siehe auch Nerven, Gehirn, Rückenmark, Angst, Schwäche)

GP; KR-1 ⌒ o+u, re+li Solarplexus anregen, Schilddrüse beruhigen. Das Zittern einzelner Muskeln (Muskelzucken) ist meist auf eine Mineralstoffunterversorgung zurückzuführen und besser durch Mineralstoffgaben zu beheben als mit der FRZM. Das chronische, parkinsonsche Zittern jedoch kann mit der FRZM gut gemildert werden. In der Selbstbehandlung legen Sie die Großzehe (jeweils li+re abwechselnd) gegen ein eher kleines, spitzes Eck (oder Kante) und drücken mit der Ferse des anderen Fußes dagegen. So können Sie die gesamten Großzehenballen durcharbeiten. Bleiben Sie an den schmerzhaften Stellen mit ○-◑-● Druck länger stehen. Mit dieser FRZM werden Gehirn und Hypophyse entlastet und damit das Zittern erleichtert.

174